Dr. Hartmut Sauer

Die sichere Amalgam-Entfernung

Schutzmaßnahmen gegen die Quecksilber-Belastung beim
Ausbohren von Amalgam

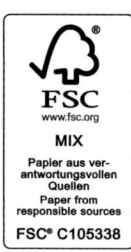

Bibliografische Informationen der Deutschen Nationalbibliothek:

Die Deutsche Nationalbibliothek verzeichnet diese Publikation in der Deutschen Nationalbibliografie. Detaillierte bibliografische Daten sind im Internet über http://dnb.dnb.de abrufbar.

Coverfoto: © Zsolt Bota Finna - Fotolia.com
Siegel „Sicherheit": © THesIMPLIFY - Fotolia.com
Foto Autor: © Katrin-Rohde-Fotografie

Herstellung und Verlag: BoD - Books on Demand, Norderstedt

ISBN: 978-3-7357-6324-2

INHALT

AMALGAM UND SEINE FOLGEN FÜR KÖRPER UND PSYCHE

„Grundsätzlich besteht bei jeder chronischen Erkrankung der Verdacht, dass Schwermetalle an ihrer Entstehung maßgeblich beteiligt sind."

Dr. Frank Liebke

Viele Menschen mit chronischen Krankheiten und unerklärlichen Symptomen kennen das: Sie suchen einen Arzt nach dem anderen auf, ohne dass ihnen wirklich geholfen wird. Eine Untersuchung folgt auf die andere, ohne dass eine Ursache gefunden wird.

An eine der heutzutage häufigsten Krankheitsursachen denkt kaum ein Arzt: Die Belastung mit Schwermetallen. Eines dieser Schwermetalle spielt eine besonders hinterhältige Rolle: Quecksilber!

Wenn Sie Amalgam-Füllungen im Mund haben, kann Ihnen dieser Ratgeber die Erklärung für Symptome und Krankheiten geben, für die Ihnen bisher kein Arzt die Ursache nennen konnte.

Wenn Sie sich trotz Amalgam-Füllungen noch kerngesund und fit fühlen, kann dieser Ratgeber Sie vor chronischen Krankheiten in späteren Jahren bewahren. Warum? Weil die Folgen der schleichenden Quecksilber-Vergiftung aus Amalgam-Füllungen erst Jahre und Jahrzehnte später auftreten können.

Nehmen Sie sich im Interesse Ihrer Gesundheit und Fitness die Zeit diesen Ratgeber zu lesen. Erfahren Sie

• wie Quecksilber aus Amalgam-Füllungen in den Körper gelangt

- wo überall im Körper sich Quecksilber ablagert

- welche Schäden es an Organen und Geweben anrichten kann

- warum Quecksilber nicht gleich Quecksilber ist

- wie zerstörerisch es auf Gehirn und Nervenzellen wirkt

- warum Quecksilber den Sauerstoff-Transport im Körper vermindert

- was Metalle im Mund mit Elektro-Smog zu tun haben

- welche Symptome und Krankheiten Quecksilber hervorrufen kann

- welche Folgen es haben kann, wenn Amalgam ohne Schutzmaßnahmen entfernt wird

- wie Amalgam-Füllungen sicher und ohne Vergiftungsgefahr entfernt werden

- warum Sie sich nach der Amalgam-Entfernung besser fühlen

Woraus Amalgam besteht

Wenn eine Amalgam-Füllung neu gelegt wird, besteht sie zu ca. 50 % aus Quecksilber. Der Rest sind andere Metalle wie Silber, Kupfer, Zinn und Zink.

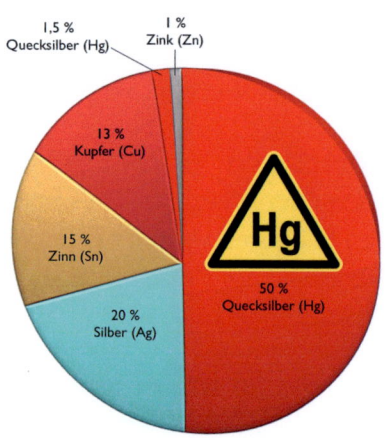

Zusammensetzung von Amalgam

Eine Amalgam-Füllung kann ein bis fünf Gramm wiegen. Wenn jemand zehn Amalgamfüllungen mit einem mittleren Gewicht von drei Gramm hat, trägt er also ca. 15 Gramm (!) Quecksilber mit sich herum, aus denen sich kontinuierlich Quecksilber löst. Nach Angaben der Weltge-

2

sundheits-Organisation (WHO) aus dem Jahr 1991 beträgt die freigesetzte Menge 3 – 17 Millionstel Gramm Quecksilber pro Tag, die geschluckt und eingeatmet werden. Zum Vergleich: Die deutsche Trinkwasserverordnung lässt einen maximalen Grenzwert von einem Millionstel Gramm pro Liter Trinkwasser zu...

Quecksilber ist das giftigste nichtradioaktive chemische Element. Vor allem aber ist es ein Nervengift. Deshalb muss es fast überall auf der Welt (auch in Zahnarztpraxen) als Sondermüll entsorgt werden. Als Bestandteil des Füllungsmaterials Amalgam ist es trotzdem in vielen Ländern noch zugelassen. Sondermüll-Deponie Mund!

Das Problem mit dem Quecksilber ist: Es bleibt nicht in den Füllungen! Nach zehn Jahren haben sich bis zu 50 % davon aus den Füllungen herausgelöst und sind zum Teil in den Körper gelangt. Warum das so ist und welche Folgen das haben kann, erfahren Sie auf den nächsten Seiten.

Warum und wie löst sich Quecksilber aus Amalgam-Füllungen?

Quecksilber verdampft schon bei Raumtemperatur. Die Temperatur in Ihrem Mund ist deutlich höher: Etwa 37 Grad Celsius. Wenn Sie heiße Nahrungsmittel und Getränke zu sich nehmen, ist sie vorübergehend noch höher.

Das heißt: Quecksilber löst sich schon bei normaler Körpertemperatur kontinuierlich aus Amalgam-Füllungen. Tag für Tag. Jahr für Jahr. Wenn Sie Heißes essen oder trinken, löst sich vorübergehend noch mehr heraus als sonst. Das ist aber noch nicht alles:

Reibung erzeugt Wärme. Wenn Sie Ihre Zähne putzen, wenn Sie (Kaugummi) kauen oder mit Ihren Zähnen knirschen, löst die Reibungswärme ebenfalls mehr Quecksilber aus dem Amalgam als sonst. Das ist leider immer noch nicht alles:

Wenn Sie neben Amalgam noch andere Metalle im Mund haben (z.B. Kronen oder Brücken aus einer Goldlegierung, Implantate aus Titan oder herausnehmbaren Zahnersatz aus einer Stahllegierung), entsteht ein elektrisches Spannungsgefälle zwischen den verschiedenen Metallen. Das heißt, es fließt Strom (deshalb nennt man das die „Mund-Batterie"). Dieser Stromfluss bedeutet, dass sich mehr Quecksilber aus dem Amalgam löst als bei jemand, der „nur" Amalgam im Mund hat.

Natürlich wird Quecksilber auch dann freigesetzt, wenn Amalgam-Füllungen vom Zahnarzt entfernt werden. Wenn das ohne die richtigen Schutzmaßnahmen geschieht, kommt es innerhalb kurzer Zeit zu einer sehr starken Quecksilber-Belastung des Körpers.

Wie gelangt Quecksilber aus Amalgam-Füllungen in den Körper?

- Es wird mit dem Speichel geschluckt, wandert in die Darmwand und wird von dort mit dem Blut im Körper verteilt.

- Es wird eingeatmet und gelangt über Lunge und Blutkreislauf in den gesamten Organismus.

- Es wandert durch den Zahn in das sog. Zahnbett und von dort in den Kiefer.

- Es gelangt aus den Füllungen ins Zahnfleisch und verfärbt dieses dunkel.

- Es wird von der Mundschleimhaut aufgenommen und über die Blutbahn im Körper verteilt.

- Es wandert entlang der Riechnerven direkt in das Gehirn.

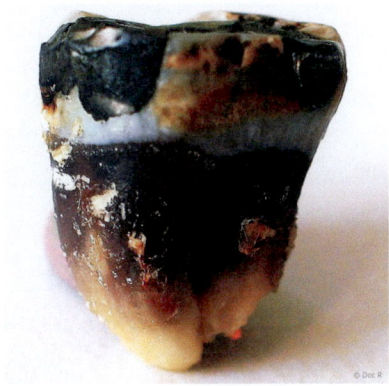

Metalle aus einer Amalgam-Füllung sind in den Zahn eindiffundiert und haben diesen dunkel verfärbt.

Video-Beweis:

Kalifornische Wissenschaftler haben in einem Experiment bewiesen, wie schnell und leicht sich Quecksilber schon bei normaler Mundtemperatur aus Amalgam-Füllungen löst. Und erst recht bei höherer Temperatur oder Reibung. Sie können dieses Video auf der Website **www.sichere-amalgamentfernung.de** anschauen.

5

Warum Quecksilber nicht gleich Quecksilber ist

Es gibt drei Zustandsformen von Quecksilber, die auf verschiedene Art und Weise im Körper wirken:

Anorganisches Quecksilber (Hg^{++}): In dieser Form liegt es in den Amalgam-Füllungen vor. Es ist, wenn man so will, die „weniger schädliche" Variante, weil es nicht fettlöslich ist und damit keine biologischen Barrieren (wie z.B. Zellwände) durchdringen kann (s.u.).

Atomares Quecksilber (Hg0): Das ist Quecksilber in seiner reinen Form, z.B. als Quecksilber-Dampf. Er entsteht, wenn Quecksilber bei Raumtemperatur verdampft oder sich im Mund aus Amalgam-Füllungen löst.

Man kann Quecksilberdampf weder sehen, noch riechen, noch schmecken. Besonders gefährlich ist seine Eigenschaft fettlöslich zu sein. Diese Fettlöslichkeit gestattet es Quecksilber, mühelos biologische Barrieren zu überwinden (s.u.).

Organisches Quecksilber: So bezeichnet man Quecksilber, das mit sog. Kohlenstoff-Wasserstoff-Gruppen verknüpft ist. Eine häufige Erscheinungsform ist Methyl-Quecksilber ($CH3Hg^+$). Es ist ebenfalls fettlöslich und etwa einhundert Mal giftiger als anorganisches Quecksilber.

Methyl-Quecksilber wird von Bakterien in Mund und Darm aus atomarem und anorganischem Quecksilber gebildet. Es kommt auch in vielen Nahrungsmitteln vor - vor allem in Fisch und Meeresfrüchten.

Was hat es mit der Fettlöslichkeit auf sich?

Vereinfacht ausgedrückt bedeutet es, dass nur fettlösliche Stoffe Körperbarrieren durchdringen können, die Fette enthalten. Das ist der Fall z.B. bei Zellwänden, bei der sog. Blut-Hirn-Schranke und der Blut-Plazenta-Schranke, die teilweise aus Fetten bestehen.

Die Blut-Hirn-Schranke und die Blut-Plazenta-Schranke sind besondere biologische Schutzwälle im Körper. Die hat die Natur eingerichtet, um die wichtigen Organe Gehirn und Gebärmutter vor Giften zu schützen.

Atomares und organisches Quecksilber können diese Schutzwälle wegen ihrer Fettlöslichkeit überwinden und in Gehirn und Gebärmutter gelangen. Anorganisches Quecksilber nicht.

Fettlösliches Quecksilber gelangt auch in die Zellen unseres Körpers. Dort wird es allerdings umgewandelt in anorganisches (nicht fettlösliches) Quecksilber. Und als solches kommt es nicht mehr aus den Zellen heraus.

Wo Quecksilber im Körper gespeichert wird

Quecksilber reichert sich in allen Organen und Geweben an, besonders aber in

- Nieren und Nebennieren

- Gehirn und Zentralnervensystem

- Lunge

- Leber

- Herzmuskulatur

- Lymphknoten

- Magen und Darm

- Kiefer

- Hypophyse (Hirnanhangdrüse)

- Schilddrüse

- Bauchspeicheldrüse

- Eierstöcken

- Gebärmutter und Föten bzw. Embryonen

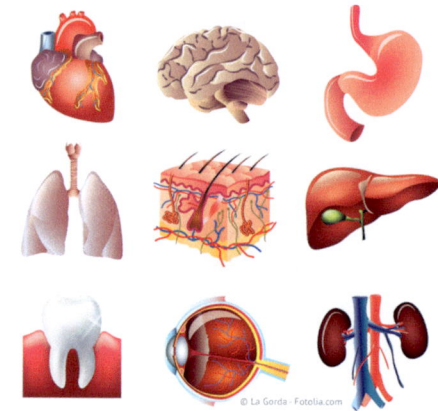

Organe, in die sich Quecksilber einlagert.

Zahlreiche wissenschaftliche Untersuchungen haben belegt, dass der Quecksilbergehalt im Gewebe von der Anzahl der Amalgam-Füllungen abhängt. Er ist um das drei bis neunfache höher als bei Menschen ohne Amalgam-Füllungen.

Welche Schäden Quecksilber an Organen und Geweben anrichtet

Um die Giftwirkung von Quecksilber besser verstehen zu können, müssen wir einen kleinen Ausflug in die Biochemie machen. Sie wissen vielleicht noch aus der Schule, dass unser Körper unter anderem aus Proteinen (Eiweiß-Molekülen) aufgebaut ist.

Aus diesen Proteinen setzen sich die sog. Aminosäuren zusammen. Aus diesen wiederum bestehen unter anderem unsere Hormone und Enzyme, die Stoffwechselvorgänge im Körper steuern (Hormone) und beschleunigen (Enzyme). Proteine sind auch Bestandteil der Zellwand menschlicher Zellen. Viele Proteine und damit auch Aminosäuren enthalten Schwefel in Form von sog. Sulfhydryl-Gruppen (Schwefel-Wasserstoff-Gruppen) und Disulfid-Gruppen (Gruppen aus zwei Schwefelatomen). Und hier kommt Quecksilber ins Spiel:

Es hat eine starke Bindungsneigung für Schwefel. Das führt dazu, dass es den Wasserstoff aus einer Sulfhydryl-Gruppe verdrängt und sich an dessen Stelle an das Schwefelatom bindet. Oder es bindet sich an die Disulfid-Gruppe.

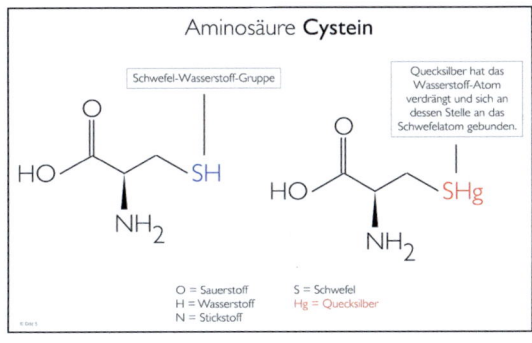

Verdrängung des Wasserstoffatoms aus einer sog. Sulfhydrylgruppe am Beispiel der Aminosäure Cystein

Außer giftigen Schwermetallen gibt es auch „gute" Metalle, die sog. Spurenelemente wie Chrom, Zink, Selen oder Mangan. Diese Spurenelemente sind für viele Stoffwechselvorgänge lebenswichtig. Quecksilber kann diese Spurenelemente aus Enzymen und Hormonen verdrängen und Stoffwechsel-prozesse beeinträchtigen. Die Folgen sind in allen Fällen dieselben:

Durch die Anlagerung des Quecksilbers verändert sich die chemische Struktur der Aminosäuren. Zellwände, Hormone und Enzyme werden in ihrer Funktion beeinträchtigt oder blockiert. Unser Immunsystem identi-fiziert diese veränderten Eiweiße als „fremd" bzw. „Feinde" und be-kämpft sie. Die Folgen können Allergien und Autoimmun-Krankheiten sein. Zu den Autoimmun-Krankheiten zählen unter anderem

- Multiple Sklerose: Auflösung der Nerven-Schutzhülle

- Colitis ulcerosa: Geschwürige Erkrankung der Darmwand

- Morbus Crohn: Chronische Darmerkrankung

- Polyarthritis: Chronische Erkrankung der Gelenke

- Basedow-Krankheit: Schilddrüsen-Überfunktion

- Glomerulonephritis: Nierenerkrankung

Eine der heimtückischen Wirkungen des Quecksilbers ist, dass es die Entgiftung des Körpers blockiert: Bestimmte Entgiftungs-Enzyme benöti-gen Selen oder Zink als sog. Co-Faktoren. Quecksilber verdrängt diese Co-Faktoren aus den Enzymen und macht sie so funktionsunfähig.

Quecksilber behindert auch massiv den Stoffwechsel unserer Zellen. Es bindet sich an die sog. Zellwand-Kanalproteine und hemmt den Trans-port von Calcium, Kalium und Natrium durch die Zellwand. Das führt nicht nur zu einer Beeinträchtigung des Zellstoffwechsels. Es kann Zellen auch abtöten.

Darüber hinaus hindert Quecksilber die Zellen daran, sich gegen die Aufnahme von anderen Schwermetallen, Pestiziden und Formaldehyd zu schützen. Diese Gifte können sich 30- bis 100-fach stärker in den Zellen anreichern als bei Menschen ohne Quecksilber-Belastung. Und die Giftigkeit dieser Stoffe wird durch Quecksilber um bis zum Tausendfachen gesteigert.

Quecksilber kann auch unsere Erbsubstanz angreifen. Sie besteht aus der sog. DNS (Desoxyribo-Nuklein-Säure), die sich aus fünf sog. Basen zusammensetzt. Diese Basen enthalten Stickstoff-Gruppen, an die sich Quecksilber bindet. Es kann damit den „Bauplan" unserer Zellen verändern und zu Erbschäden und Tumoren führen.

Als Folge einer Quecksilber-Belastung können auch vermehrt sog. Freie Radikale im Körper entstehen. Das sind aggressive, elektrisch geladene Atome, Moleküteile oder Moleküle, die andere natürliche Moleküle zerstören können – unter anderem auch die Basen der DNS. Quecksilber kann also auch über den „Umweg" der Freien Radikale zu Schäden an der Erbsubstanz führen. Diese Freien Radikale richten aber noch mehr Schäden an. Sie können

- die Entstehung von Autoimmun-Krankheiten begünstigen

- vorzeitiges Altern bewirken

- zu Herz- und Gefäßkrankheiten führen

- Linsentrübungen des Auges verursachen

- Krebs hervorrufen

- Krankheiten wie Lungenfibrose, Arthritis und Entzündungen verursachen.

Der Vollständigkeit halber sei erwähnt, dass Freie Radikale auch durch andere Ursachen entstehen können wie Rauchen, mehrfach ungesättigte Pflanzenöle in Nahrungsmitteln oder durch elektromagnetische Felder (z.B. Mobilfunk).

Wie zerstörerisch Quecksilber auf Gehirn und Nervenzellen wirkt

Quecksilber ist vor allem ein Nervengift. Es reichert sich im Gehirn und in den Nerven an. Dort bewirkt es, dass

- der Transport der sog. Botenstoffe in den Nerven gehemmt wird und die Nervenbefehle nicht mehr richtig weitergeleitet werden,

- die Aufnahme von Nährstoffen in die Nervenzellen und der Abtransport von Stoffwechselprodukten aus den Nervenzellen behindert wird, und die Zellen an ihrem eigenen „Stoffwechselmüll" ersticken können.

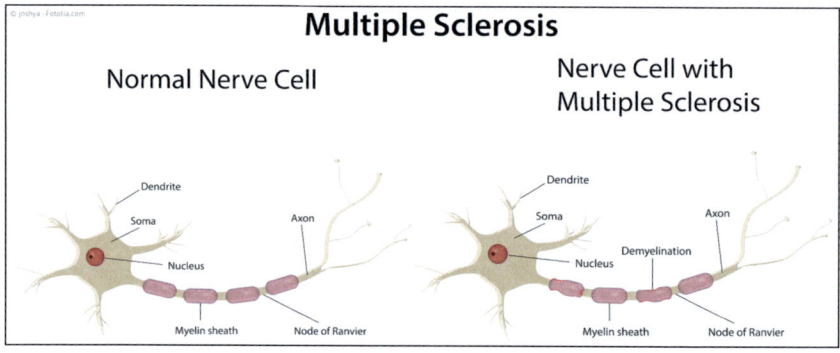

Gesunde Nervenzelle mit intakter Myelinscheide (links) und Nervenzelle bei Multipler Sklerose, deren Myelinscheide teilweise angegriffen ist (rechts)

Quecksilber greift Nervenzellen auch von außen an. Um das zu verstehen, müssen Sie wissen, dass die Nervenfortsätze vereinfacht ausgedrückt aus der eigentlichen Nervleitung und aus einer Schutzhülle um diese Leitung herum bestehen. Sie können es mit einem Stromkabel aus Kupfer und der umgebenden Isolierung aus Kunststoff vergleichen.

Die Schutzhülle wird als Myelinscheide bezeichnet. Quecksilber zerstört diese Myelinscheide, was bildlich gesprochen zu „Kurzschlüssen" und damit zu Störungen in der Reizübertragung führen kann.

Video-Beweis:

Kanadische Wissenschaftler haben diese Zerstörung der Myelinscheide in einem Experiment eindrücklich nachgewiesen. Sie können sich das entsprechende Video auf der Website **www.sichere-amalgamentfernung.de** anschauen.

Wissenschaftliche Studien haben außerdem gezeigt, dass schon extrem geringe Mengen an Quecksilber genügen, um die menschliche Psyche zu beeinflussen und Verhaltensänderungen hervorzurufen.

Warum Quecksilber den Sauerstoff-Transport im Körper vermindert

Die sog. Roten Blutkörperchen (Erythrozyten) nehmen den Sauerstoff aus der Atemluft in der Lunge auf und transportieren ihn über Arterien und Kapillaren in Organe und Gewebe. Während des Transports ist der Sauerstoff in den Erythrozyten an das sog. Hämoglobin (roter Blutfarbstoff) gebunden. Jedes Hämoglobin-Molekül verfügt über vier Bindungsstellen für Sauerstoff. Das heißt: Jedes Hämoglobin-Molekül transportiert vier Sauerstoff-Atome.

Quecksilber kann Sauerstoff-Atome von den Bindungsstellen verdrängen und deren Platz einnehmen. So kann es sein, dass Hämoglobin-Moleküle nur drei Sauerstoff-Atome und ein Quecksilber-Atom transportieren. Die Folge ist, dass weniger lebenswichtiger Sauerstoff aus der Lunge in den Organen und Geweben ankommt. Dafür wird Quecksilber „angeliefert" und dort gespeichert. Die geringere Sauerstoff-Sättigung des Blutes kann eine der Ursachen dafür sein, dass Quecksilber-Belastete oft über chronische Müdigkeit und Energielosigkeit klagen. Es ist wie wenn sie sich dauerhaft in großen Höhen mit „dünner Luft" aufhalten würden.

Bei Menschen, die an chronischer Müdigkeit leiden, wird oft ein Blutbild gemacht, um die Zahl der Erythrozyten zu zählen. Dabei zeigen sich oft normale oder sogar erhöhte Werte (weil der Körper auf den verminderten Sauerstofftransport mit vermehrter Bildung von Erythrozyten reagiert). Vom Blutbild her scheint alles ok zu sein und der Arzt kann keine Ursache für die Energielosigkeit feststellen.

Was dieses Blutbild nicht zeigt, ist die eigentliche Ursache: Dass ein Teil der Erythrozyten nur noch 50 oder 75 % der sonst üblichen Sauerstoffmenge transportiert. Besser wäre es in diesem Fall, die Sauerstoffsättigung des Blutes zu messen.

Was Metalle im Mund mit Elektro-Smog zu tun haben

Metalle im Mund (Amalgam-Füllungen, Kronen und Brücken, Implantate und herausnehmbarer Zahnersatz) wirken wie Antennen. Sie können von außen kommende elektromagnetische Strahlung (z.B. von Mobilfunktelefonen) verstärken.

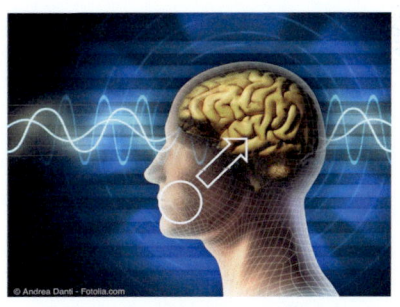

Verstärkung der Elektrosmog-Wirkung durch Metalle im Mund

Wegen der Nähe des Mundes zum Gehirn wirken sich diese verstärkten elektromagnetischen Felder auf die Nervenzellen aus. Auch diese haben (allerdings biologische und wesentlich schwächere) elektromagnetische Felder. Deren Funktion wird durch die stärkeren nicht biologischen, von außen kommenden elektromagnetischen Felder überlagert und gestört.

Das gilt auch für im Gehirn eingelagerte Metalle wie Quecksilber und Aluminium. Deren Atome wirken wie Mikro-Antennen innerhalb der Zellen, die den Elektrosmog verstärken.

Eine konkrete Folge dieser Elektrosmog-Belastung des Gehirns kann verminderte Melatonin-Ausschüttung sein. Melatonin ist ein Hormon, das im Gehirn in der sog. Epiphyse („Zirbeldrüse") gebildet wird und unter anderem die biologischen Rhythmen unseres Organismus steuert: Den Schlaf-Wach-Rhythmus und den Jahreszeiten-Rhythmus.

Außer der Störung dieser natürlichen Rhythmen kann eine verminderte Melatonin-Ausschüttung den Alterungs-Prozess beschleunigen und die Bildung Freier Radikale begünstigen.

Durch Quecksilber verursachte Symptome und Krankheiten

Beim Lesen des Folgenden könnten Sie den Eindruck bekommen Quecksilber sei die alleinig mögliche Ursache der beschriebenen Symptome oder Krankheiten. Dem ist nicht so! Außer Quecksilber ist unser Körper noch vielen anderen Schwermetallen (z.B. Blei oder Cadmium) oder anderen Giftstoffen (z.B. Formaldehyd oder Arsen) ausgesetzt.

Und das hat schwerwiegende Folgen: Die Giftwirkung der einzelnen Schwermetalle addiert sich nicht nur. Sie multipliziert sich. Das heißt, dass zwei Schwermetalle nicht doppelt so giftig sind, sondern bis zu Tausend Mal so giftig. Schwermetalle verstärken auch die Wirkung anderer Gifte, wie z.B. Formaldehyd, weil sie die Zellwände durchlässiger für diese Gifte machen.

Quecksilber spielt eine besonders gravierende Rolle: Nach einer Aufstellung der amerikanischen „Agentur für toxische Substanzen und Krankheitsregistrierung" (Agency for toxic substances and disease registry – ATSDR) ist es nach Arsen und Blei die drittschädlichste Substanz für die menschliche Gesundheit. Deshalb geht es in diesem Ratgeber hauptsächlich um Quecksilber. Und zwar um das aus Amalgam-Füllungen.

Bei Menschen mit Amalgam-Füllungen sind diese die Hauptquelle für die Quecksilber-Belastung des Organismus. An zweiter Stelle kommen Fisch und Meeresfrüchte.

Trotzdem: Wenn manche der im Folgenden beschriebenen Symptome und Krankheiten auf Sie zutreffen, so denken Sie bitte daran, dass außer Quecksilber auch andere Schwermetalle und Gifte als (Mit-) Verursacher in Frage kommen!

Häufige Symptome, die von Patienten in Zusammenhang mit einer Quecksilber-Belastung genannt werden, sind

- chronische Müdigkeit
- Erschöpfung bis hin zum Chronischen Erschöpfungssyndrom (CFS)
- Konzentrations-Schwierigkeiten
- Probleme mit dem Kurzzeitgedächtnis: Man geht z.B. in ein Zimmer, um etwas zu holen. Wenn man dort ist, hat man vergessen, was man holen wollte.
- Gefühl von „Watte" oder „Nebel" im Kopf
- Starke Stimmungsschwankungen
- Häufige Kopfschmerzen
- Störungen des Geschmacksempfindens und des Geruchs
- Schwindel und Drehschwindel

Als Folge einer chronischen Quecksilber-Vergiftung treten oft unwillkürliche Zuckungen der Gesichtsmuskulatur, Lidkrämpfe und Empfindungsstörungen wie Kribbeln oder Taubheitsgefühle in Armen oder Beinen auf.

Kopfschmerzen und Migräne: Man vermutet, dass Quecksilber-Ablagerungen in Blutgefäßen und Bindegewebe des Gehirns als Mitverursacher wirken können.

Sehstörungen: Quecksilber kann zu Schädigungen der Sehnerven führen und durch die Bildung Freier Radikale zu Linsentrübungen führen.

Neuralgien: Als Neuralgien bezeichnet man Nervenschmerzen, die anfallartig auftreten. Schmerzen, die durch Quecksilber-Einlagerungen in

Nerven verursacht werden, sind brennend, lang anhaltend und oft mit Taubheitsgefühlen verbunden.

Parkinson-Krankheit (Schüttellähmung): Bei dieser Erkrankung treten Zittern, Gliedersteife und Bewegungseinschränkungen auf, die oft mit Schwitzen, Blutdruck-Schwankungen und psychischen Veränderungen verbunden sind. In einer wissenschaftlichen Studie wurde gezeigt, dass Parkinson-Kranke vor dem Auftreten ihrer Krankheit eine bedeutend höhere Anzahl an Amalgam-Füllungen hatten als Gesunde.

Alzheimer-Krankheit: Diese Erkrankung ist gekennzeichnet durch geistigen Abbau (Demenz) und Einschränkung bzw. Verlust der Denkprozesse. Im Gehirngewebe und Blut von Alzheimer-Kranken konnten höhere Quecksilberwerte gegenüber Vergleichsgruppen nachgewiesen werden.

Nierenfunktionsstörungen: Chronische und akute Quecksilber-Vergiftungen können zu Nierenschäden und akutem Nierenversagen führen. Deshalb dürfen in Deutschland seit 1995 bei Nierenkranken keine Amalgam-Füllungen mehr gelegt werden.

Multiple Sklerose: Bei dieser Krankheit werden die Myelinscheiden der Nerven abgebaut. Solche Schäden werden auch durch Quecksilber verursacht. Die Folgen können Gefühlsstörungen der Glieder, Taubheitsgefühle, Lähmungen und die Zerstörung der Sehnerven sein. Auffällig ist, dass die Multiple Sklerose hauptsächlich in Ländern auftritt, in denen Amalgam als Füllungs-Material verwendet wird.

Amyotrophe Lateralsklerose (ALS): Bei dieser Krankheit werden die Nerven in Gehirn und Rückenmark zerstört, die für die Steuerung der Muskeln zuständig sind. In der Folge kommt es zu Lähmungen, die auch die Atemmuskulatur umfassen können. Die Überlebensrate ist sehr gering. Im Gehirngewebe von ALS-Patienten wurden erhöhte Quecksilberwerte nachgewiesen.

Krankheiten des Herz-Kreislauf-Systems: In Tierversuchen konnte nachgewiesen werden, dass Quecksilber die Durchblutung der Herzkranzgefäße und die Herzleistung vermindert und das Risiko für Herz-Kreislauf-Erkrankungen erhöht. In einer anderen Untersuchung wurde bei Patienten mit Herzschwäche in der Herzmuskulatur eine um das 22.000-fache erhöhte Quecksilbermenge gefunden. In einer amerikanischen Untersuchung der Heavy Metals and Myocardial Infarction Study Group (Schwermetalle und Herzinfarkt Studiengruppe) wurde festgestellt, dass die Quecksilber-Belastung bei Herzinfarktpatienten oft erhöht ist.

Diabetes Typ 2: 2013 wurde eine amerikanische Studie veröffentlicht, bei der 3.875 Männer und Frauen über einen Zeitraum von 18 Jahren überwacht wurden. Die Studie ergab, dass das Risiko an Diabetes vom Typ 2 zu erkranken, um 65 % anstieg, wenn die Probanden einen erhöhten Quecksilberspiegel hatten.

Fibromyalgie: Diese Krankheit betrifft vor allem Frauen im Alter zwischen 20 und 50 Jahren. Sie führt zu Schmerzen am ganzen Körper im Bereich von Muskeln, Bindegewebe und Knochen. Als Hauptursache vermutet man die Ablagerung von Quecksilber in der die Muskeln umgebenden Bindegewebsschicht, den Sehnen und den Stellen, an denen Nerven an den Muskeln ansetzen.

Psychiatrische und psychosomatische Krankheiten: Als Folge einer chronischen Quecksilbervergiftung können Persönlichkeitsstörungen wie Stimmungsschwankungen, Schüchternheit, selbstgewählte Einsamkeit, Schreckhaftigkeit, Reizbarkeit, Wutausbrüche, Ängstlichkeit, Aggressivität und Depressionen auftreten. Der Grund wird darin vermutet, dass Quecksilber die Ausschüttung von Botenstoffen in Gehirn und Zentralnervensystem hemmt. Das betrifft besonders das Hormon Serotonin und seinen Vorläufer Tryptophan, deren Mangel (neben vielen anderen gesundheitlichen Nachteilen) zu depressiven Verstimmungen führen kann.

Frauenleiden und Schwangerschaft: Frauen mit erhöhter Quecksilber-Belastung haben häufiger Störungen der Regelblutung und eine deutlich höhere Fehlgeburtenrate. Eine Mutter gibt bis zu 60 % ihres Quecksilbers an ihr Erstgeborenes ab. Deshalb dürfen in Deutschland seit 1995 bei Frauen im gebärfähigen Alter keine Amalgam-Füllungen mehr gelegt werden.

Unfruchtbarkeit: In einer wissenschaftlichen Studie an der Universität Heidelberg konnte gezeigt werden, dass bei unfruchtbaren Patientinnen die Konzentrationen an Quecksilber und Cadmium deutlich erhöht waren. Nach Entfernung der Amalgam-Füllungen und Schwermetall-Entgiftung wurden 77 % dieser Frauen innerhalb eines Jahres schwanger.

Krankheiten des Verdauungssystems: Quecksilber lagert sich in die Darmwand ein und wird dort vom Darmnervensystem aufgenommen. Dadurch können Darmkrämpfe ausgelöst werden. Quecksilber blockiert außerdem Enzyme, die für die Nährstoffaufnahme im Darm verantwortlich sind. Die gestörte Nährstoffaufnahme kann zu Blähungen, Bauchschmerzen, Übelkeit und chronischen Darmentzündungen wie Morbus Crohn und Colitis ulcerosa führen.

Allergien: Außer Quecksilber können auch die anderen im Amalgam enthaltenen Metalle zu Allergien und Krankheiten führen.

Antibiotika-Resistenz: Amerikanische und kanadische Forscher konnten nachweisen, dass krankmachende Bakterien in Anwesenheit von Amalgam resistent gegen Quecksilber und gegen verschiedene Antibiotika werden.

Schädigung des Immunsystems: Schwermetalle (insbesondere Blei, Cadmium, Quecksilber und Kupfer) können die Anzahl der Abwehrzellen des Immunsystems verringern und ihre Aktivität bei der Bekämpfung von Krebszellen beeinträchtigen.

Chronische Pilz-Infektionen: Bei Quecksilber-Belastung kommt es meist zu einem Hefepilzbefall des Darmes - vor allem mit Candida albicans. Diese Pilze lagern Schwermetalle ein und man vermutet, dass es ein Schutzmechanismus der Natur ist, um den Körper vor einer Schwermetall-Vergiftung zu schützen: Der Körper schafft sich gewissermaßen eine isolierte „Sondermüll-Deponie" für Schwermetalle. Dieser Schutz hat aber auch eine Kehrseite: Die Pilze verdrängen die „guten" Darmbakterien, die für die Verdauung und den Stoffwechsel notwendig sind. Außerdem produzieren sie leberbelastende Giftstoffe und sog. Fuselalkohole. Das kann zu Nährstoffmangel, Kopfschmerzen, Müdigkeit, Unterzuckerung, Blähungen, Frösteln und Schwindel führen.

Tumorbildung: Quecksilber kann auf mehreren Wegen dazu führen oder beitragen, dass sich Tumore bilden:

- Es bindet sich an die Bausteine („Basen") der DNS (Desoxyribo-Nuklein-Säure) die den „Bauplan" für unsere Zellen und unseren Körper enthält. Durch die Anbindung des Quecksilbers wird dieser Bauplan verändert und es können Erbschäden und Tumore entstehen.

- Quecksilber führt zu vermehrter Bildung Freier Radikaler und es hemmt deren Abbau. Freie Radikale können neben vielen anderen negativen Auswirkungen die Entstehung von Tumoren begünstigen.

Namhafte Wissenschaftler vertreten die These, dass Tumore gar keine Ansammlungen von entarteten Körperzellen, sondern Ansammlungen von Pilzen (z.B. Candida) sind, um die der Körper einen Schutzwall aus Zellen baut. Diese These wird zum Einen dadurch untermauert, dass in Tumoren stark erhöhte Mengen an Quecksilber und anderen Schwer-

metallen gefunden wurden. Zum anderen konnten Tumore durch sichere Amalgam-Entfernung und Schwermetall-Entgiftung ohne weitere Behandlung geheilt werden.

Übrigens: Bei Menschen, die beruflich viel mit Quecksilber zu tun hatten,
wurden vermehrt gutartige Gehirntumore festgestellt.

Warum Quecksilber als Krankheitsursache oft nicht erkannt wird

Wie Sie auf den vorhergehenden Seiten lesen konnten, gibt es eine Viel-
falt unterschiedlicher Symptome und Erkrankungen, für deren Entstehen
Quecksilber ursächlich oder daran beteiligt sein kann. Die erste Schwie-
rigkeit, Quecksilber als Krankheitsursache „festzunageln" ist also die Viel-
falt der möglichen Auswirkungen einer Quecksilber-Vergiftung.

Ein weiteres Problem ist, dass zwischen dem Setzen der Ursache (also
dem Legen von Amalgam-Füllungen) und dem Auftreten von Symptomen und Krankheiten Jahre und Jahrzehnte vergehen können. Krankheiten, die im fortgeschrittenen Alter auftreten, werden meistens nicht
mehr mit den in Jugendjahren bekommenen Amalgam-Füllungen in Verbindung gebracht.

Warum kann es so lange dauern, bis Quecksilber aus Amalgam-Füllungen Krankheiten hervorruft? Die Menge an Quecksilber, die sich Tag für
Tag aus Amalgam-Füllungen löst, ist klein und summiert sich erst im Laufe der Jahre. Der Körper ist lange Zeit in der Lage, die Quecksilber-Belastung auszugleichen.

Man kann es sich wie ein Fass vorstellen, das sich langsam füllt. Erst
wenn das Fass überläuft, erkennt man den Schaden. Gesundheitlich ge-
sehen ist es dann allerdings meistens „Fünf vor Zwölf" – und manchmal
schon danach.

Die Behandlung der Krankheiten gestaltet sich meistens schwieriger, zeitaufwendiger und manchmal auch kostspieliger als die vorbeugende Entfernung des Amalgams. Ganz abgesehen von der geringeren Lebensqualität durch eine Krankheit.

Es gibt aber auch noch einen anderen Grund, weshalb Vergiftungen mit Quecksilber und anderen Schwermetallen so wenig diagnostiziert werden: Dieses Problem existiert im Bewusstsein der meisten Ärzte gar nicht! Deshalb suchen sie auch nicht danach.

Wenn Sie zu den Menschen mit chronischen Krankheiten gehören, für die trotz zahlloser Arztbesuche und wiederholter Untersuchungen keine Ursache gefunden werden konnte, müssen Sie auf eine Untersuchung hinsichtlich möglicher Schwermetall-Vergiftungen bestehen!

WIE EINE QUECKSILBER-BELASTUNG DIAGNOSTIZIERT WIRD

Dafür gibt es labormedizinische und ganzheitsmedizinische Methoden. Erste Anhaltspunkte für eine Quecksilber-Belastung kann ein Fragebogen sein, in dem typische Symptome und Folgeerkrankungen einer Quecksilber-Vergiftung aufgeführt sind. Durch die Anzahl der angekreuzten Beschwerden kann auf eine Belastung mit Quecksilber rückgeschlossen werden.

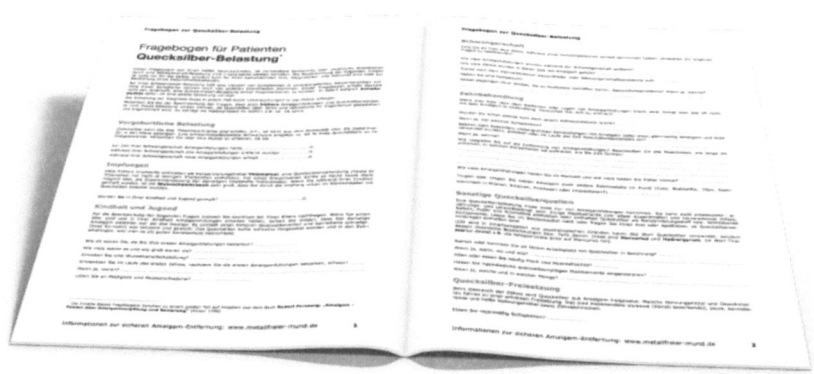

Mehrseitiger Fragebogen für Patienten: Die Art und Anzahl der angekreuzten Antworten kann Hinweise auf eine mögliche Schwermetall- und Quecksilberbelastung geben.

Einen solchen Fragebogen können Sie von Zahnärzten, die auf sichere Amalgam-Entfernung spezialisiert sind, bekommen. Adressen finden Sie auf der Website **www.sichere-amalgamentfernung.de**.

Labormedizinische Testmethoden

Haarmineral-Analyse: Über die Haare werden Mineralien wie Calcium und Mangan, aber auch Schwermetalle wie Cadmium und Quecksilber ausgeschieden. Bei der Analyse wird in spezialisierten Diagnostik-Labors eine Haarprobe hinsichtlich des Metallgehalts analysiert.

Aus der Menge des Quecksilbers im Haar können Rückschlüsse daraus gezogen werden ob jemand quecksilberbelastet ist. Sie zeigt auch wie gut der Körper entgiftet.

Ergebnisse einer Haarmineral-Analyse

Eine solche Haarmineral-Analyse können Sie selbst durchführen lassen (Bezugsquelle: **www.sichere-amalgamentfernung.de**).

Mobilisationstest-Test: Bei diesem Test werden sog. Chelatbildner eingenommen. Das sind Medikamente, die Schwermetalle im Körper binden und via Nieren über den Urin ausscheiden können. Für den Test sammelt man nach Einnahme der Chelatbildner den Urin und schickt eine Probe davon in ein spezialisiertes Analyse-Labor.

Dort wird der Gehalt an Schwermetallen analysiert und nach ca. 14 Tagen erhalten Sie das Ergebnis. Der Mobilisations-Test wird manchmal auch zur Verlaufskontrolle einer Entgiftung eingesetzt. Das heißt, man prüft in zeitlichen Abständen, ob die Menge des ausgeschiedenen Quecksilbers abnimmt.

Porphyrinurie-Test: Porphyrine sind Zwischenprodukte des ATP-Stoffwechsels (ATP = Adenosintriphosphat ist der Energielieferant unseres Körpers, der in den Zellen gebildet wird.) Bei einer Quecksilber-Vergiftung fallen vermehrt Porphyrine an, die in einer Urinprobe nachgewiesen werden können. Solche Tests können Sie bei Zahnärzten durchführen lassen, die auf sichere Amalgam-Entfernung spezialisiert sind. Deren Adressen finden Sie ebenfalls auf der o.g. Website.

Lymphozyten-Transformations-Test (LTT): Damit können allergische Reaktionen auf einen Stoff geprüft werden. Bei diesem Test wird Amalgam in eine Blutprobe des Patienten gelegt.

Aus der Reaktion der sog. Lymphozyten (weiße Blutkörperchen) kann auf eine Allergie gegen Amalgam oder seine Bestandteile geschlossen werden.

Der LTT wird von spezialisierten Ärzten und Heilpraktikern durchgeführt.

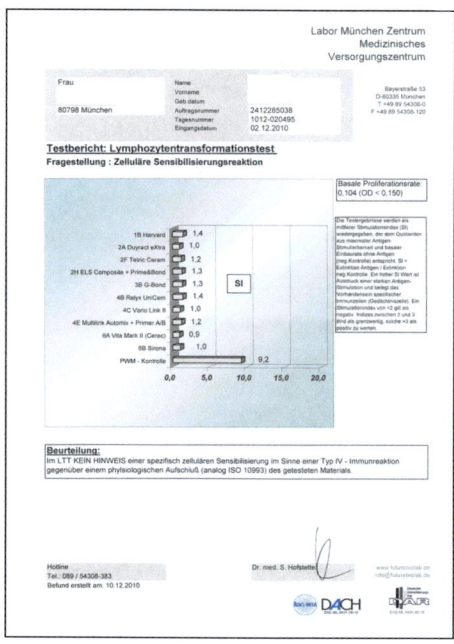

Ergebnisse eines Lymphozyten-Transformations-Tests (LTT)

Ganzheitsmedizinische Testmethoden

Diese sind schulmedizinisch und wissenschaftlich zwar nicht anerkannt. Sie können trotzdem gute Hinweise auf eine Quecksilber-Vergiftung geben, wenn der Testende über entsprechende Erfahrung verfügt. Die gängigsten ganzheitlichen Testmethoden sind

- Kinesiologie (Muskeltest)
- Neural-Kinesiologie nach Klinghardt
- VEGA-Test
- Elektroakupunktur nach Voll (EAV)
- Armlängen-Reflextest nach van Assche
- Biotensor

Mit diesen Tests kann nach Aussage der anwendenden Therapeuten auch abgefragt werden, welche Organe und Gewebe besonders mit Quecksilber belastet sind.

Ungeeignete bzw. sinnlose Testmethoden

Haut-Allergie-Test (Epikutan-Test): Bei diesem Test werden Amalgam-Proben mit Pflaster auf die Haut geklebt. Damit können aber nur Haut-Allergien festgestellt werden. Amalgam verursacht jedoch in den seltensten Fällen Hautallergien.

Der Test kann auch sog. „falsch positive Ergebnisse" bringen, also eine Allergie anzeigen, die nicht vom Amalgam sondern z.B. vom Pflaster herrührt, mit dem die Proben auf die Haut aufgeklebt werden. Der Epikutan-Test ist außerdem ziemlich beschwerlich, weil Sie die Pflaster mehrere Tage lang tragen müssen und beim Duschen eingeschränkt sind.

Der einige Nutzen des Epikutan-Tests ist, dass man der Krankenversicherung gegenüber eine Quecksilber-Vergiftung nachweisen und somit eventuell eine teilweise Erstattung der Behandlungskosten erhalten kann. Obwohl es der so ziemlich sinnloseste Test bei Quecksilber-Vergiftungen ist, ist es der einzige, den Krankenkassen anerkennen.

Kaugummi-Speichel-Test: Bei diesem Test wird zunächst eine Speichelprobe des Patienten gesammelt. Dann kaut der Patient mehrere Minuten lang Kaugummi und es wird wieder eine Speichelprobe genommen. Wenn in der zweiten Probe mehr Quecksilber enthalten ist als in der ersten, beweist das nur, dass durch Kauen Quecksilber aus dem Amalgam freigesetzt wird. Also nichts Neues.

Meiner Meinung nach können Sie sich diesen Test sparen. Er ist nur für Menschen, die es „schwarz auf weiß" haben wollen, dass sich Quecksilber aus Amalgam löst.

28

Worauf Sie achten sollten, so lange Sie Amalgam im Mund haben

Heiße Nahrungsmittel und Getränke: Durch Wärme wird mehr Quecksilber aus Amalgam-Füllungen freigesetzt als bei normaler Mundtemperatur. Wenn Sie Kaffee oder Tee trinken oder warme Speisen essen, steigt die Temperatur im Mund an.

Dadurch kann sich so viel Quecksilber aus den Amalgam-Füllungen lösen, dass die Konzentration im Mund die zulässigen Grenzwerte für Quecksilber in der Atemluft um bis zum Tausendfachen übersteigt. Bis zu eineinhalb Stunden lang! Dieses Quecksilber atmen Sie ein. Sie schlucken es und es wird über die Mundschleimhaut aufgenommen und gelangt so in den Körper. Reduzieren Sie also heiße Nahrungsmittel und Getränke!

Fische und Meeresfrüchte: Alle Nahrungsmittel aus dem Wasser (gleich, ob Süß- oder Salzwasser) sind heutzutage mehr oder weniger stark mit Quecksilber und anderen Schwermetallen belastet. Das gilt besonders für Muscheln und große Raubfische wie den Thunfisch. Im Fettgewebe dieser Tiere sammelt sich das hoch giftige Methyl-Quecksilber an.

Fische und Meeresfrüchte sind nach Amalgam die häufigste Quelle für die Quecksilber-Belastung des Menschen. Wenn Ihr Körper schon unter dem Quecksilber aus Amalgam-Füllungen zu leiden hat, sollten Sie ihm nicht auch noch das aus Wassertieren zumuten und auf Fisch verzichten.

Kaugummikauen: Wenn Sie kauen, wird vermehrt Quecksilber aus Amalgam freigesetzt. Beim Essen lässt sich das Kauen natürlich nicht vermeiden. Sie sollten aber auf jegliches unnötige Kauen wie z.B. auf das von Kaugummi verzichten.

Zahnpasten mit groben Schmirgelstoffen und Fluoriden: Zahnpasten enthalten sogenannte Schmirgelstoffe (feines Pulver wie z.B. Schlämmkreide), um die Reinigungswirkung zu erhöhen. Je gröbere Schmirgelstoffe eine Zahnpasta enthält, desto mehr Reibung und Wärme wird beim Zähneputzen erzeugt und desto mehr Quecksilber wird freigesetzt.

Die Abrasionswirkung (Scheuerwirkung) einer Zahncreme wird im sog. RDA-Wert ausgedrückt (RDA = Relative Dentin Abrasion). Je größer der Wert, desto stärker die Abrasion. Wenn Sie noch Amalgam im Mund haben, sollte der RDA-Wert Ihrer Zahnpasta nicht größer als 50 sein.

Leider ist der RDA-Wert auf den wenigsten Zahnpasta-Packungen abgedruckt. In der Regel können Sie ihn jedoch im Internet finden, indem Sie bei Google „rda *Name der Zahnpasta*" eingeben.

Die meisten Zahnpasten enthalten Fluoride, die den Zahnschmelz härten sollen, wegen ihrer sonstigen Wirkung auf Organismus und Psyche aber nicht unumstritten sind. Fluoride in Zahnpasten stehen im Verdacht, Quecksilber aus Amalgam-Füllungen zu lösen.

Deshalb sollten Sie vorsichtshalber auf flouridhaltige Zahnpasten verzichten. Es gibt einige Zahnpasten, die keine Fluoride enthalten und die einen niedrigen RDA-Wert haben. Hier vier Beispiele dafür:

- Weleda Sole-Zahncreme (RDA ca. 15)

- Weleda Ratanhia-Zahncreme (RDA ca. 45)

- Lavera basis sensitive Zahncreme (RDA ca. 50)

- Dr. Hauschka Sensitive Zahncreme Sole (RDA ca. 40)

Bitte beachten Sie, dass bei diesen Zahncremes die Reinigungswirkung wegen des niedrigeren RDA-Wertes nicht so groß ist wie bei „normalen" Zahnpasten. Sie sollten das jedoch nicht durch vermehrtes „Schrubben" ausgleichen (was wieder mehr Quecksilber freisetzen würde), sondern durch eine vernünftige Ernährung, die wenig Säuren und Zucker enthält.

Fasten-Kuren: Ein Teil des Quecksilbers wird im Fettgewebe abgelagert, wo es weitgehend unschädlich ist. Wenn durch Fasten das Fettgewebe „abschmilzt", wird dieses Quecksilber wieder freigesetzt und kann in kritischeren Geweben und Organen Schäden anrichten. Sie sollten also erst nach der sicheren Entfernung Ihres Amalgams und der Entgiftung eine Fasten-Kur machen.

Sauna-Besuche: Durch die höhere Temperatur in der Sauna wird mehr Quecksilber als gewöhnlich aus dem Amalgam gelöst. Das ist der Grund, warum sich manche Amalgamträger relativ schnell benommen fühlen, wenn Sie in der Sauna sind. Verschieben Sie Sauna-Besuche also besser auf die Zeit nach der Amalgam-Entfernung!

„Pilz-Kuren": Menschen mit Amalgam-Füllungen haben oft eine starke Besiedelung des Darmes mit Candida-Pilzen. Diese Pilze speichern einerseits Quecksilber, um den Körper davor zu schützen. Andererseits bilden Sie Gifte, die neben der Belastung der Leber zu häufigen Kopfschmerzen und anderen Symptomen führen können.

Therapeuten raten deshalb oft dazu, diese Pilze medikamentös zu beseitigen. Keine gute Idee: Wenn sie abgetötet werden, wird innerhalb kurzer Zeit eine große Menge Quecksilber freigesetzt, das den Körper überschwemmen und zu akuten Vergiftungs-Symptomen führen kann.

Wenn überhaupt, sollten Sie eine „Pilz-Kur" gegen Candida erst nach der Amalgam-Entfernung durchführen lassen. Oft ist sie dann gar nicht mehr nötig: Wenn kein Quecksilber-Nachschub aus den Amalgam-Füllungen mehr kommt, braucht der Körper die „Sondermüll-Deponie Candida" nicht mehr und die Pilze werden vom Körper ausgeschieden.

Quecksilberhaltige Präparate: Die Quecksilberverbindung Thiomersal wird als Konservierungsstoff manchen Augentropfen und Kontaktlinsen-Flüssigkeiten beigefügt. Die Wortsilbe „mer" steht für Mercurius = Quecksilber). Achten Sie beim Kauf solcher Produkte darauf darauf, dass kein Thiomersal (im Englischen auch als Thimerosal bezeichnet) enthalten ist.

Quecksilberhaltige Impfstoffe: Auch in einigen wenigen Impfstoffen ist noch der quecksilberhaltige Konservierungs-Stoff Thiomersal enthalten. Das heißt: Schon Säuglinge und Kleinkinder bekommen unter Umständen eine Quecksilber-Verbindung gespritzt.

Unter anderem kann dadurch der Grundstein für eine spätere Allergie auf Quecksilber gelegt werden. Lesen Sie also vor einer Medikamenten-Einnahme oder Impfung die Beipackzettel durch und „fragen Sie Ihren Arzt oder Apotheker".

Quecksilberhaltige homöopathische Mittel: Es gibt mehrere auf Quecksilber („Mercurius") basierende homöopathische Mittel: Mercurius solubilis, Mercurius vivus, Mercurius cyanatus oder Mercurius corrosivus. In niedrigeren Potenzen bis C12 sind noch Quecksilberatome bzw. Moleküle der Quecksilberverbindungen in den Präparaten enthalten.

Bisher ging man davon aus, dass in sog. Hochpotenzen oberhalb von C12 keine Atome bzw. Moleküle der Urtinktur mehr vorhanden seien. 2010 haben indische Wissenschaftler eine Studie veröffentlicht, in der sie nachweisen konnten, dass auch in den Hochpotenzen Reste der Urtinktur enthalten sind. Unter dem Strich bedeutet das alles: Je niedriger die Potenz eines quecksilberhaltigen Homöopathicums, desto mehr Quecksilber wird damit eingenommen. Und auch Hochpotenzen sind nicht ohne Risiko.

Schwermetallhaltige Algenpräparate: Vorsicht ist auch bei Algenpräparaten (Chlorella, Afa usw.) geboten, die oft zur Entgiftung empfohlen werden. Diese Algen haben die Eigenschaft, Metalle und damit auch Quecksilber an sich zu binden. Leider „wissen" sie nicht, dass sie nur das Quecksilber im Körper binden sollen.

Frei wachsende Algen nehmen schon während ihres Wachstums Quecksilber aus dem Wasser und der Luft auf. Das bedeutet, dass Sie mit solchen Algen auch Quecksilber und andere Schwermetalle einnehmen! Wenn Ihnen die Einnahme von Algen empfohlen wird: Achten Sie darauf, dass sie im Labor gezüchtet wurden und dass sie schwermetallfrei sind. Ein guter Hersteller bzw. Händler wird Ihnen auf Nachfrage eine Schadstoff-Analyse seiner Algen zur Verfügung stellen.

Nebenbei: Viele Algenprodukte stammen aus Japan. Seit der Reaktorkatastrophe von Fukushima und sicher noch jahrzehntelang können Algen von dort radioaktiv belastet sein. Fragen Sie also auch nach der Herkunft der Algen, falls Sie damit entgiften sollen bzw. wollen.

Algen-Tabletten kauen: Manche Menschen nehmen die Algen in Tablettenform ein. Keine gute Idee, so lange noch Amalgam-Füllungen im Mund sind: Sie lösen beim Zerkauen Quecksilber aus dem Amalgam, das zusammen mit den Algen verschluckt wird. Wenn Sie Algen einnehmen wollen oder sollen, dann nur als Pulver, das Sie ohne zu kauen schlucken können.

Zähneknirschen: Viele Menschen knirschen im Tiefschlaf mit den Zähnen. Oft ist ihnen das selbst gar nicht bewusst. Die starke Reibung auf den Zähnen während des Knirschens führt zu erhöhter Quecksilber-Freisetzung. Fragen Sie ggf. Ihre/n nächtliche/n Partner/in, ob Sie mit den

Zähnen knirschen. Wenn ja: Lassen Sie sich von Ihrem Zahnarzt eine sog. Knirscherschiene anfertigen.

Eine gute (!) Nahrungsergänzung einnehmen: Schwermetalle verdrängen lebensnotwendige Spurenelemente und Mineralien aus Hormonen und Enzymen. Wenn Ihr Körper nicht genügend Spurenelemente und Mineralien über die Ernährung bekommt, gewinnt das Quecksilber die Oberhand.

Wenn Sie mittels einer guten Nahrungsergänzung täglich Mineralien und Spurenelemente einnehmen, können diese einen Teil des schädlichen Quecksilbers wieder aus seinen Bindungsstellen verdrängen und den Stoffwechsel und die körpereigene Entgiftung stärken.

Mit einer guten Nahrungsergänzung nehmen Sie auch Vitamine in ausreichender Dosierung ein. Manche Vitamine, z.B. Vitamin C, tragen selber zur Entgiftung bei und können die blockierte körpereigene Entgiftung wenigstens zum Teil ersetzen.

Warum betone ich immer wieder, dass es sich um eine gute Nahrungsergänzung handeln muss? Weil die meisten Nahrungsergänzungen, die in Supermärkten, Drogeriemärkten und Apotheken angeboten werden, entweder nichts taugen oder viel zu teuer sind.

Sie enthalten Zusatzstoffe, die ihrerseits problematisch sind und die die Verwertung der Vitamine, Spurenelemente und Mineralien im Körper einschränken: Farbstoffe, Titandioxid (eine Metallverbindung!), Konservierungsstoffe, Süßstoffe (z.B. das gesundheitsschädliche Aspartam) und manchmal auch Brausepulver. Dazu kommt, dass viele in Deutschland hergestellte Nahrungsergänzungen auf Grund gesetzlicher Vorgaben zu niedrig dosiert sind.

Nahrungsergänzungen aus der Apotheke mögen besser sein; sind im Vergleich zu amerikanischen Präparaten aber viel zu teuer. Was Sie brauchen ist eine Nahrungsergänzung, die alle wichtigen Vitamine, Spurenelemente und Mineralien in der richtigen Dosierung und Zusammensetzung enthält. Entsprechende Empfehlungen finden Sie auf der Website **www.sichere-amalgamentfernung.de**.

Wenn Sie als Frau Nachwuchs planen

Wie Sie bereits weiter oben erfahren haben, gibt eine werdende Mutter bis zu 60 % ihres Quecksilbers über die Gebärmutter an ihr erstes Kind ab. Das werdende Baby „entgiftet" also gewissermaßen seine Mutter. Dafür kann es später eventuell selbst gesundheitliche Probleme haben. Man vermutet, dass die immer häufiger auftretenden Krankheiten wie Neurodermitis oder das sog. Aufmerksamkeits-Defizit-Hyperaktivitäts-Syndrom (ADHS) hier eine ihrer Ursachen haben könnten.

Ein besonderes Problem ist, dass bei Föten, Babys und Kleinkindern die sog. Blut-Hirn-Schranke noch nicht so gut ausgebildet ist. Quecksilber und andere Gifte können also leichter in das Gehirn und Zentralnervensystem gelangen.

Eine weitere mögliche Folge ist die Sensibilisierung des kindlichen Immunsystems gegen Quecksilber. Wenn das Kind später wieder mit Quecksilber in Berührung kommt (z.B. in Nahrungsmitteln, Impfstoffen, Medikamenten oder Amalgam-Füllungen), können dadurch allergische Reaktionen entstehen.

Wenn Sie nicht wollen, dass Ihr Erstgeborenes schon mit einer Quecksilber-Belastung zur Welt kommt und dadurch möglicherweise gesundheitliche Schäden erleidet, sollten Sie Ihr Amalgam rechtzeitig vor einer geplanten Schwangerschaft sicher entfernen und eine Schwermetall-Entgiftung durchführen lassen.

Manchmal kommt es aber zu gar keiner Schwangerschaft. Unfruchtbarkeit ist eine der möglichen Folgen einer Quecksilber-Belastung. Dann lässt sich der Kinderwunsch trotz vieler Versuche und medizinischer Hilfe nicht erfüllen.

1993 wurde von der Universität Heidelberg eine aufschlussreiche Studie veröffentlicht: Bei 264 unfruchtbaren Frauen wurde eine deutlich erhöhte Konzentration an Quecksilber und Cadmium nachgewiesen.

Nach der sicheren Entfernung der Amalgam-Füllungen und anschließender Schwermetall-Entgiftung wurden 77 % dieser Frauen ohne weitere ärztliche Behandlungen innerhalb eines Jahres schwanger.

Was bringt die sichere Entfernung des Amalgams?

1993 wurden in einer amerikanischen Untersuchung die Fallberichte von 762 Patienten mit Amalgam-Füllungen vor- und nach der Amalgam-Entfernung veröffentlicht (FTFD 1993: Analysis of patient adverse reaction reports. Bio-Probe-Newsletter; 1:4). Insgesamt hatten diese Patienten 440 verschiedene Symptome vor der Amalgam-Entfernung genannt. Ein halbes Jahr danach wurden sie wieder befragt:

* 20 % aller Symptome waren vollständig beseitigt

* 74 % aller Symptome hatten sich gebessert

* 5 % der Symptome waren unverändert

* 1 % der Symptome hatte sich verschlechtert

Insgesamt 94 % der Symptome hatten sich also verbessert oder waren gänzlich verschwunden. Wie ist das zu erklären? Wie bereits mehrfach erwähnt: Aus den Amalgam-Füllungen löst sich Tag für Tag Quecksilber, gelangt in den Körper und reichert sich immer mehr darin an.

Quecksilber hemmt die körpereigene Entgiftung, so dass der Organismus praktisch keine Chance hat, sich dagegen zu wehren. Nachdem Amalgam-Füllungen sicher entfernt wurden, und der „Nachschub" an Quecksilber schlagartig ausbleibt,

- verbessert sich der Sauerstoff-Transport im Blut wieder: Gehirn und Körper werden wieder mit mehr Sauerstoff versorgt.

- wird die Energie-Produktion in den Zellen wieder hochgefahren und der Körper mit mehr Energie versorgt.

- werden die Candida-Pilze im Darm vom Körper nicht mehr als Quecksilber-Deponie gebraucht und ausgeschieden: Damit entfällt auch die Giftbelastung durch Candida mit ihren unangenehmen Symptomen.

- vermindert sich die Elektro-Smog-Belastung des Gehirns, weil keine oder weniger Metalle im Mund sind

- kann sich das Entgiftungs-System des Körpers regenerieren und wenigstens kleine Mengen an Quecksilber ausscheiden.

Warum erkrankt nicht jeder an Amalgam?

Wenn Quecksilber aus Amalgam-Füllungen so gefährlich ist, müssten doch eigentlich viel mehr Menschen daran erkranken, oder nicht? Darauf gibt es drei Antworten:

Die erste ist: Viele Menschen sind krank durch Amalgam, Quecksilber oder andere Schwermetalle. Sie wissen es nur nicht. Dafür gibt es einfache Erklärungen:

Zwischen dem Setzen der Ursache (also dem Legen der Amalgam-Füllungen) und dem Auftreten von Symptomen oder Erkrankungen können Jahrzehnte liegen. Deshalb bringt man die Amalgam-Füllungen selten in Zusammenhang mit den gesundheitlichen Problemen.

Die wenigsten Ärzte haben ein Bewusstsein für Schwermetall-Vergiftungen. Deshalb achten sie auch nicht auf solche, wenn sie nach der Ursache für Erkrankungen suchen. Schwermetalle und insbesondere Quecksilber können so viele verschiedene Symptome und Krankheiten (mit) verursachen, dass sie oft schwer als Ursache diagnostiziert werden können.

Die zweite Antwort hängt mit den individuellen Voraussetzungen und Gewohnheiten der Menschen zusammen:

Genetische Unterschiede: Jeder zweite Deutsche hat genetische Abweichungen vom Idealzustand bei den Entgiftungs-Enzymen. Das heißt, bei einer Hälfte sind die für die Entgiftung notwendigen Enzyme vorhanden, bei der anderen sind sie defekt oder fehlen vollständig.

Bei der ersten Hälfte funktioniert also die körpereigene Entgiftung normal, während sie bei der zweiten eingeschränkt bzw. gar nicht funktionsfähig ist. Bei letzterer sammeln sich also im Laufe der Jahre mehr Schwermetalle im Körper an.

Ernährungsverhalten: Schwermetalle verdrängen lebenswichtige Spurenelemente (z.B. Selen) aus ihren Bindungsstellen an Enzymen und beeinträchtigen dadurch deren Funktion. Das kann zu Stoffwechselstörungen, Allergien, Autoimmunerkrankungen und eingeschränkter Entgiftung führen.

Ob letztlich die Spurenelemente oder die Schwermetalle die Oberhand behalten, hängt von der Anzahl der zugeführten Spurenelemente und Mineralien ab. Also von einer vitalstoffreichen Ernährung bzw. einer guten Nahrungsergänzung.

Wasserzufuhr: Ein großer Teil der Gifte wird mit dem Urin über die Nieren ausgeschieden. Je mehr Sie (reines Wasser!) trinken, desto besser entgiften Sie.

Bewegung: Gifte werden über das Lymphgefäß-System aus Organen und Gewebe abtransportiert. Das geschieht aber nicht von alleine, sondern durch die Aktivität der Körpermuskulatur. Je mehr Muskelaktivität, desto mehr Lymphaktivität. Deshalb ist jede Art von körperlicher Anstrengung und (Ausdauer) Sport förderlich für die Entgiftung.

Eine weitere Möglichkeit sind regelmäßige sog. Lymphdrainagen bei speziell dafür ausgebildeten Masseuren und Physiotherapeuten. Dabei wird auch die Aktivität des Lymphsystems gefördert.

Schwitzen: Die Haut ist eines unserer Ausscheidungsorgane für Gifte. Je mehr und je häufiger Sie schwitzen, desto mehr Gifte werden ausgeschieden. Dabei ist aber wichtig, dass Sie sich möglichst bald nach dem Schwitzen gründlich abduschen und abreiben. Sonst können die Giftstoffe wieder von der Haut aufgenommen werden.

Frühkindliche Sensibilisierung: Wenn man als Kind schon sehr früh mit Quecksilber in Berührung gekommen ist (im Mutterleib oder durch Thiomersal in Impfstoffen), kann sich eine Sensibilisierung gegen Quecksilber und seine Verbindungen entwickeln. Bei einem späteren Kontakt (z.B. durch Amalgam-Füllungen) können dann Allergien auftreten.

Die dritte Antwort ist: Viele Menschen mit Amalgam-Füllungen sind noch nicht krank. Der Körper ist lange Zeit in der Lage, mit den geringen Quecksilbermengen, die sich kontinuierlich aus dem Amalgam lösen, umzugehen. Bis – bildlich formuliert - das Fass eines Tages voll ist und überläuft. Sprich: Bis die ersten Symptome und Krankheiten auftreten.

Vielen Menschen ist diese Gefahr bewusst. Deshalb lassen immer mehr Patienten ihre Amalgam-Füllungen vorbeugend und mit Schutzmaßnahmen entfernen. Sie wissen, dass es einfacher und preisgünstiger ist als später die möglichen Folgeerkrankungen zu heilen.

WIE DIE SICHERE AMALGAM-ENTFERNUNG ABLÄUFT

„Quecksilber ist ein besonderes Metall. Als Einziges ist es bei Raumtemperatur flüssig und verdampft leicht. Bezüglich der biologischen Wirkungsweise nimmt es eine Sonderstellung ein. Es schädigt die Lebensvorgänge bei allen Lebewesen schon bei geringsten Konzentrationen."

Dr. Joachim Mutter

Wenn Amalgam-Füllungen ohne besonderen Schutz entfernt werden, gelangt innerhalb weniger Minuten eine große Menge Quecksilber in den Körper: Durch Verschlucken von Amalgamteilen und Einatmen des Quecksilber-Dampfes. Als unmittelbare Folge können heftige Kopfschmerzen, Zittern oder starke Gelenkschmerzen auftreten.

Ich erinnere mich an eine Patientin, bei der Amalgam in einer mir unbekannten Praxis ohne Schutz entfernt wurde. Sie hatte danach so starke Gelenkschmerzen, dass sie (wörtlich) „nicht einmal mehr eine Sprudelflasche aufmachen" konnte.

Oft treten die ersten Symptome einer Quecksilber-Vergiftung erst drei bis sechs Monate nach der ungeschützten Amalgam-Entfernung auf. Wegen des mehrmonatigen Zeitraumes zwischen der Amalgam-Entfernung und dem Auftreten der Symptome wird der Zusammenhang meist nicht erkannt.

Die Quecksilber-Belastung bei der Amalgam-Entfernung ohne Schutz entspricht etwa der Menge, die innerhalb der nächsten zehn Jahre allmählich aus den Füllungen ausgetreten wäre, wenn man sie belassen hätte. Es kann also besser sein zu warten, bis man einen Spezialisten gefunden hat als Amalgam ohne Schutz entfernen zu lassen.

Warum eine Voruntersuchung notwendig ist

Es gibt nur sehr wenige Zahnarztpraxen, die auf die sichere Amalgam-Entfernung spezialisiert sind und wirklich alle hier beschriebenen Schutzmaßnahmen anwenden. Viele Patienten haben deshalb einen weiten Anfahrtsweg, um zu einer dieser Praxen zu kommen.

Aus diesem Grund möchten manche Patienten gleich bei Ihrem ersten Besuch in der Praxis die ersten Amalgam-Füllungen entfernen lassen. So verständlich dieser Wunsch ist: Es geht nicht! Dafür gibt es mehrere Gründe:

- Außer Amalgam-Füllungen kann es noch weitere Ursachen für gesundheitliche Probleme geben, z.B. tote Zähne oder Entzündungen im Kieferknochen. Das muss vor der Behandlung untersucht und ggf. bei deren Planung berücksichtigt werden.

- Die Vitalität der Zähne muss geprüft werden, d.h. es muss sicher sein, dass die Zahnnerven der zu behandelnden Zähne noch intakt sind.

- Es können außer Amalgam noch andere Metalle im Mund vorhanden sein (Kronen, Brücken, Implantate oder herausnehmbarer Zahnersatz). Auch das muss bei der Behandlungsplanung berücksichtigt werden.

- Es können eine Zahnfleisch-Entzündung oder sogar eine Parodontose vorliegen, die vor der Amalgam-Entfernung behandelt werden müssten.

- Der Patient kann Probleme mit den Kiefergelenken, der Kaumuskulatur und der Mundöffnung haben. Auch das müsste ggf. vorher behandelt werden.

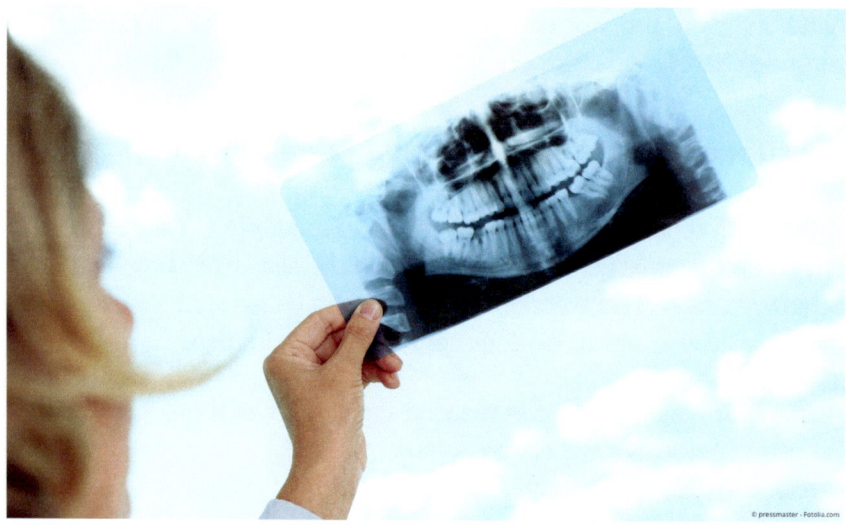

Für die sichere Amalgam-Entfernung ist eine Röntgenaufnahme der Zähne und Kiefer erforderlich, um die Tiefe der Füllungen und eventuelle Entzündungsherde feststellen zu können.

- Vor der Behandlung muss eine Röntgenaufnahme sämtlicher Zähne gemacht werden, um die Tiefe der Amalgam-Füllungen und eventuelle Entzündungsherde im Kiefer feststellen zu können.

- Es muss geprüft werden, ob sog. Amalgam-Tätowierungen vorhanden sind (s.u.). Diese müssen im Rahmen einer Amalgam-Entfernung operativ entfernt und der Zeitbedarf dafür eingeplant werden.

- Vor der Behandlung muss besprochen werden, welche Ersatzmaterialien für das Amalgam in die Zähne kommen sollen. Eventuell ist dafür ein Verträglichkeits-Test erforderlich.

- Verschiedene Materialien erfordern einen verschieden hohen Zeitaufwand. Für die Terminplanung muss die Zahnarztpraxis deshalb wissen, welche Ersatzmaterialien verwendet werden sollen.

- Amalgam-Füllungen sollten aus medizinischen und elektrophysikalischen Gründen in einer bestimmten Reihenfolge entfernt werden.

Dazu muss die elektrische Ladung der Füllungen gemessen werden und ihre Verteilung im Mund bekannt sein (s.u.).

- Der Zahnarzt muss wissen, ob gesundheitliche Einschränkungen beim Patienten bestehen wie Kreislaufprobleme oder Allergien gegen Betäubungsmittel oder Medikamente, die bei der sicheren Amalgam-Entfernung benutzt werden.

Sie verstehen hoffentlich, dass all das zuerst untersucht und geklärt werden muss, bevor der Zahnarzt

- Sie beraten,

- mit Ihnen die zu verwendenden Ersatzmaterialien besprechen,

- den Zeitaufwand für die Behandlung planen

- und Ihnen eine zuverlässige Kostenvorhersage geben kann.

Auch wenn Sie einen weiten Anfahrtsweg die Untersuchung und Beratung haben: Nehmen Sie diesen im Interesse einer erfolgreichen Behandlung und Ihrer Gesundheit auf sich!

Welche Unterlagen Sie zu Ihrem Erstbesuch mitbringen sollten

- **Allergie-Pass**, falls bei Ihnen Allergien festgestellt wurden

- **Medikamenten-Liste**, falls Sie regelmäßig Medikamente einnehmen müssen

- **Röntgen-Aufnahmen Ihrer Zähne**, sofern diese nicht älter als zwei Jahre sind. Bitten Sie ggf. Ihren Zahnarzt, Ihnen diese auszuhändigen oder sie vorab an den Spezialisten für die sichere Amalgam-Entfernung zu senden.

- **Röntgen-Pass**, in dem bisherige Röntgenaufnahmen bei Ihnen eingetragen sind und in den eventuell erforderliche Aufnahmen eingetragen werden

- **Labor-Analysen zur Schwermetall-Belastung**, falls solche schon bei Ihnen durchgeführt wurden

- **Zahnersatz-Pass oder Rechnung des Dental-Labors:** Wenn Sie Kronen, Brücken oder herausnehmbaren Zahnersatz haben, bringen Sie Informationen zu deren Zusammensetzung mit.

Wie die einzelnen Schritte der Behandlung ablaufen

Der Zahnarzt wird zuerst Ihre Zähne und Ihren Mund untersuchen:

- Wie viele Amalgam-Füllungen sind vorhanden?
- Wie groß sind sie?
- Wie sind sie im Mund verteilt?
- Wie ist der Zustand der Füllungen?
- Sind noch andere Metalle im Mund (Kronen, Brücken, Implantate usw.)?

Daran schließt sich die Untersuchung der Mundschleimhaut an: Ist das Zahnfleisch gesund? Gibt es sog. Amalgam-Tätowierungen? Zur Untersuchung gehört auch die sog. Vitalitätsprobe der Zähne. Das heißt, es wird geprüft, ob die Zahnnerven noch leben.

Schließlich benötigt der Zahnarzt auch eine aktuelle Röntgenaufnahme des gesamten Gebisses, um zu sehen wie tief die Amalgam-Füllungen sind, ob Zähne tot oder wurzelbehandelt sind, ob es Entzündungen im Kieferknochen gibt und ob im Kiefer Metallteile eingeschlossen sind.

Nach der Untersuchung misst der Zahnarzt die elektrische Ladung der Amalgam-Füllungen und notiert die Messwerte. Deren Höhe bestimmt die Reihenfolge, in der die Amalgam-Füllungen entfernt werden.

Nachdem alle Befunde vorliegen, bespricht der Zahnarzt diese mit Ihnen und berät Sie zur weiteren Vorgehensweise und zu den in Frage kommenden Ersatzmaterialien für das Amalgam. Bei dieser Gelegenheit entscheiden Sie gemeinsam mit dem Zahnarzt, ob ein Materialverträglichkeits-Test der vorgesehenen Ersatzmaterialien durchgeführt werden soll (s.u).

Die dafür notwendigen Testmaterialien und Adressen bekommen Sie vom Zahnarzt. Erst wenn feststeht, welche Materialien als Ersatz für das Amalgam in Ihre Zähne kommen, können die Termine geplant und vereinbart werden. Erst dann kann Ihnen die Praxis auch eine zuverlässige Kostenvorhersage geben. Die sichere Amalgam-Entfernung wird an aufeinanderfolgenden Tagen durchgeführt.

Nach der sicheren Amalgam-Entfernung sollten Sie Ihren Körper entgiften (lassen). Ihr Zahnarzt wird Sie dazu beraten und Ihnen Adressen spezialisierter Therapeuten nennen.

Weshalb Sie die Ersatzmaterialien für das Amalgam testen lassen sollten

Im ungünstigsten Fall könnte es so sein, dass Sie Ihre Amalgam-Füllungen entfernen und ersetzen lassen. Im Nachhinein stellt sich dann heraus, dass Sie das Ersatzmaterial für das Amalgam gar nicht vertragen und eventuell neue gesundheitliche Probleme bekommen.

Wenn Sie auf Nummer sicher gehen wollen, sollten Sie vor einem Amalgam-Austausch die in Frage kommenden Alternativen auf ihre individuelle Verträglichkeit testen lassen! Um das Folgende zu verstehen, müssen Sie wissen, dass Fremdmaterialien im Körper auf verschiedene Weise wirken können:

- Sie können allergische Reaktionen hervorrufen

- Sie können eine toxische (Gift-) Wirkung haben

- Und Sie können das Körpergleichgewicht auf energetischer Ebene stören.

Es gibt keinen Test, mit dem alle drei Bereiche abgedeckt werden können. Deshalb sind oft zwei Tests erforderlich, um weitgehend auf Nummer sicher zu gehen.

Energetische Testverfahren: Diese Tests werden von ganzheitlich arbeitenden Therapeuten (z.B. Heilpraktikern) durchgeführt. Mit ihnen kann einfach und schnell abgefragt werden, ob Ihr Körper die in Frage kommenden Füllungsmaterialien toleriert.

Die Vorteile dieser Tests liegen darin, dass sie ohne große Vorbereitung durchgeführt werden können, dass schnell eine große Menge verschiedener Materialien getestet werden kann und dass sie relativ preisgünstig sind.

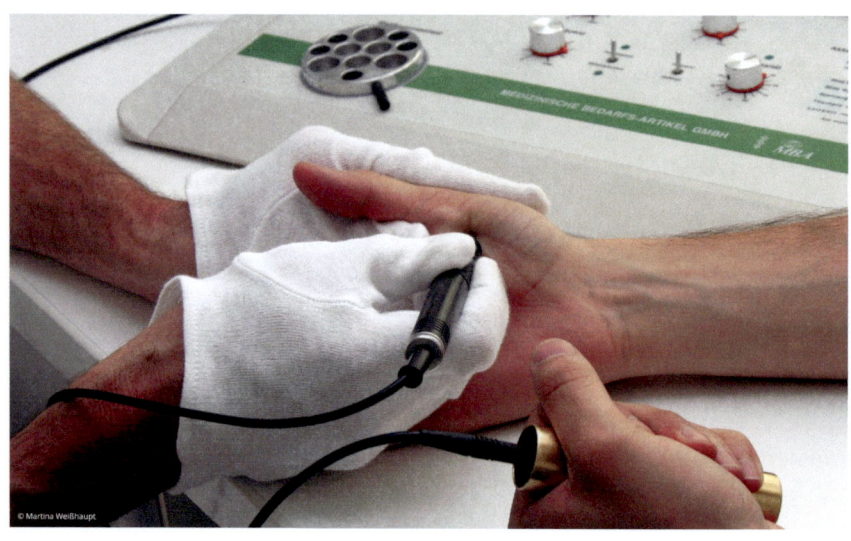

Materialverträglichkeits-Test mit der sog. Elektroakupunktur nach Voll (EAV)

Die Nachteile sind, dass diese Tests wissenschaftlich und schulmedizinisch nicht anerkannt und in einem gewissen Maß eine Frage des Glaubens sind. Dazu kommt, dass mit solchen Tests nicht eindeutig geprüft werden kann, ob der Körper auf ein Material allergisch reagieren wird.

Dennoch: Wenn energetische Tests von einem erfahrenen Therapeuten durchgeführt werden, können sie wertvolle Informationen über die Materialverträglichkeit geben. Die Erfahrung in der täglichen Praxis zeigt, dass diese Tests in vielen Fällen zuverlässig und ausreichend sind.

Lymphozyten-Transformations-Test (LTT): Worum es sich bei diesem Test handelt und wie er abläuft, haben Sie bereits weiter oben erfahren, als es darum ging festzustellen, ob Sie gegen Amalgam oder seine Bestandteile allergisch sind. Jetzt geht es darum herauszufinden, auf welche Ersatzmaterialien Ihr Körper nicht allergisch reagiert. Dafür müssen die

50

in Frage kommenden Ersatzmaterialien für das Amalgam getestet werden.

Das Problem ist, dass pro Materialprobe eine Mindestmenge Blut benötigt wird. Da Ihnen aber andererseits nicht beliebig viel Blut abgenommen werden kann, ist die Anzahl der Proben pro Test auf ca. zehn beschränkt. Der LTT ist empfehlenswert für Patienten, die schon Allergien haben und die möglichst sicher sein wollen.

Haut-Allergie-Test (Epikutan-Test): Hier gelten dieselben Einschränkungen, die Sie schon weiter oben kennen gelernt haben. Der Test ist zu langwierig und seine Ergebnisse sind nicht immer sicher. Aus diesen Gründen kommt der Epikutan-Test nur in Ausnahmefällen zum Einsatz.

Materialproben: Für alle oben erwähnten Tests werden Materialproben benötigt. Dabei ist es wichtig, dass die Proben in dem Zustand sind, in dem sie sich später auch im Mund befinden würden. Das bedeutet, dass z.B. Kunststoffe im ausgehärteten Zustand als Materialprobe vorliegen müssen.

Solche Proben gibt es nirgends fertig zu kaufen. Deshalb stellen Zahnärzte, die auf die sichere Amalgam-Entfernung spezialisiert sind, sie selbst her und stellen spezielle Testboxen zusammen. Die Herstellung ist extrem aufwendig, weil auf Reinheit bei der Proben-Herstellung geachtet werden muss und weil jede Probe einzeln in spezielle Gläschen gefüllt und beschriftet werden muss.

Diese Testboxen enthalten nicht nur Proben von Füllungsmaterialien, sondern auch von Befestigungszementen, Anästhetika, Unterfüllungen usw. Es sollten alle Materialien getestet werden, die bei Ihnen verwendet werden (auch nur kurzfristig angewandte wie Betäubungsmittel)!

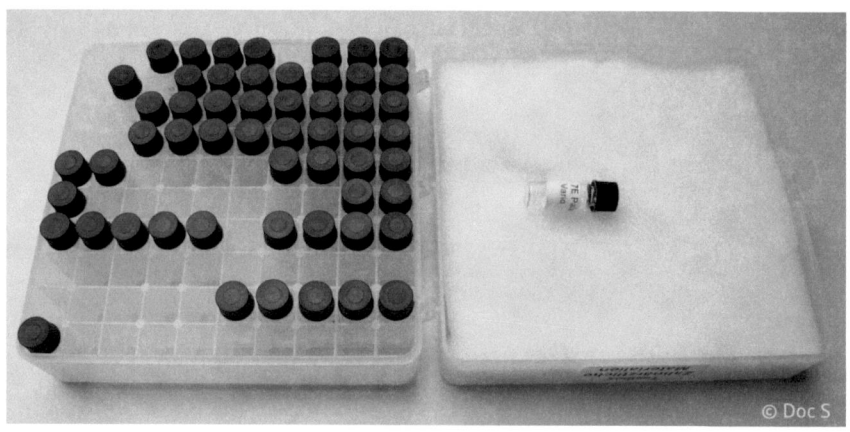

Testbox mit individuell hergestellten Materialproben

Patienten, die energetische Tests bei ihrem eigenen Therapeuten durchführen lassen wollen, bekommen eine solche Testbox leihweise und gegen eine Aufwandspauschale zur Verfügung gestellt.

Anders ist es beim LTT und beim Epikutan-Test: Bei diesen Tests werden die Proben mit Blut bzw. der Haut in Verbindung gebracht und können aus hygienischen Gründen nicht mehr für andere Patienten benutzt werden. Sie müssen entsorgt werden.

Deshalb werden Ihnen die Proben dem Herstellungsaufwand berechnet, wenn Sie einen LTT bzw. Epikutan-Test durchführen lassen möchten.

Warum die Reihenfolge der Amalgam-Entfernung eine Rolle spielt

Jede Amalgam-Füllung hat eine andere (negative oder positive) elektrische Ladung. Die unterschiedlichen Ladungen der Füllungen im Mund führen zu Stromfluss („Mundbatterie"). Dieser Stromfluss bedeutet nichts anderes, als dass sich Ionen (elektrisch geladene Atome der im Amalgam enthaltenen Metalle) aus den Füllungen lösen. Bei der Erstuntersuchung wird die elektrische Ladung jeder einzelnen Amalgam-Füllung gemessen und notiert. Warum? Der amerikanische Zahnarzt und Experte für sichere Amalgam-Entfernung Hal A. Huggins hat in langjährigen Studien nachgewiesen, dass es seinen Patienten schneller wieder besser ging, wenn die Entfernung ihrer Amalgam-Füllungen in der Reihenfolge ihrer elektrischen Ladung erfolgte:

- Zuerst müssen die Füllungen im Quadrant mit der größten negativen Ladung entfernt werden (Quadrant = Kieferhälfte, also z.B. Oberkiefer rechts, Unterkiefer links).

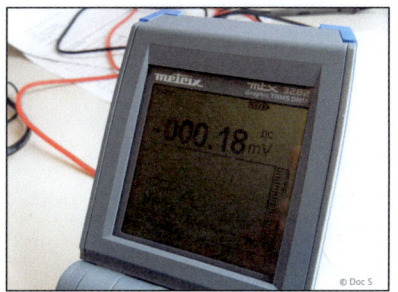

Professionelles Ladungs-Messgerät

- danach im Quadrant mit der zweitgrößten negativen Ladung

- bis zum Quadranten mit der kleinsten negativen oder größten positiven Ladung.

Dr. Huggins hat außerdem beobachtet, dass seine Patienten sich schneller erholten, wenn in einer Sitzung immer nur das Amalgam einer Seite (also entweder links oder rechts) entfernt wurde. Er vermutet, dass das mit dem Verlauf der sog. Meridiane (der Energiebahnen im Körper) zusammen hängt. Dr. Huggins rät davon ab, in einem Termin Amalgam auf beiden Seiten zu entfernen.

Sollen vorhandene Kronen und Brücken aus Metall auch entfernt werden?

Oft ist nicht nur Amalgam im Mund sondern es sind auch noch Kronen, Brücken oder herausnehmbarer Zahnersatz aus Edelmetallen oder Nichtedelmetallen vorhanden. Das führt nicht nur dazu, dass sich aus dem Amalgam wesentlich mehr Quecksilber löst als wenn keine weiteren Metalle im Mund wären. Es wirft auch folgende Fragen auf:

- Ist unter den Kronen und Brücken noch weiteres Amalgam?
- Wie kann man das feststellen?
- Sollen Kronen und Brücken im Rahmen der Amalgam-Sanierung auch entfernt werden?

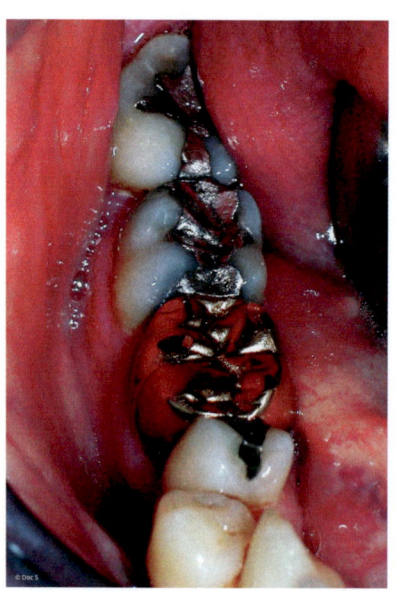

Amalgam-Füllungen und Gold-Krone: Ist unter der Krone auch noch Amalgam?

Um es gleich vorwegzunehmen: Es gibt keine Methode, mit der man sicher feststellen kann, ob sich noch Amalgam unter Kronen und Brücken befindet - außer man nimmt sie ab. Nur in sehr seltenen Fällen kann man auf Grund einer Röntgenaufnahme annehmen, dass Amalgam drunter ist.

Der Zahnarzt, der die Kronen und Brücken einst eingesetzt hat, weiß sicher auch nicht mehr, ob er Amalgam darunter belassen hat. Viele Zahnärzte achten gar nicht darauf und es werden auch keine Aufzeichnungen darüber gemacht. Was soll man also tun?

Diese Frage lässt sich leider nicht leicht beantworten! Wenn Sie ganz auf Nummer sicher gehen wollen, sollten Sie auch Kronen und Brücken entfernen lassen. Das bedeutet aber oft einen erheblichen Mehraufwand bei der Behandlung und natürlich entstehen auch höhere Kosten.

Eine andere Möglichkeit ist das schrittweise Vorgehen: Es werden erst einmal die Amalgam-Füllungen unter Schutzmaßnahmen entfernt. Dann zeigt sich, ob sich der Gesundheitszustand des Patienten verbessert.

Wenn nach der Amalgam-Entfernung keine Besserung eintritt, muss an die Entfernung der Kronen und Brücken gedacht werden. Sie sollten durch metallfreie Alternativen (meist Zirkondioxid-Keramik) ersetzt werden. In diesem Zusammenhang muss auch bedacht werden, dass die Entgiftung nicht oder nicht richtig funktioniert, so lange noch Gold im Mund ist. Dazu kommt, dass die verbliebenen Metall-Kronen und -Brücken weiterhin als Elektrosmog-Verstärker auf das Gehirn wirken.

Auch diese beiden letztgenannten Punkte müssen bei einer Entscheidung über die Entfernung von Kronen und Brücken mit bedacht werden.

Welcher Abstand soll zwischen den Terminen liegen?

Im Internet findet man verschiedene Angaben darüber, ob Amalgam-Füllungen kurz nacheinander oder in größeren zeitlichen Abständen entfernt werden sollen. Wenn es bei der Entfernung zu einer Quecksilber-Belastung käme, wären größere Abstände sinnvoll.

Bei der sicheren Amalgam-Entfernung mit allen hier beschriebenen Schutzmaßnahmen kommt es zu keiner Quecksilber-Belastung!

Deshalb können und sollen die Füllungen in kurzen zeitlichen Abständen (an aufeinanderfolgenden Tagen) entfernt werden. Das ist meistens auch im Interesse der Patienten, die einen weiten Anfahrtsweg haben. Sie können sich vor Ort für ein paar Tage einquartieren und müssen nicht für jeden Termin einzeln anreisen.

Muss ich eine Begleitperson mitbringen?

Das ist eine häufig gestellte Frage von Patienten. Prinzipiell ist es sicherer, wenn Sie in den ersten Stunden nach der Amalgam-Entfernung nicht selbst mit dem Auto fahren. Die mit der Behandlung verbundene (meist aber unnötige) Aufregung und die Betäubungsspritzen können zu einer erhöhten Adrenalin-Ausschüttung und zu Kreislaufschwankungen führen.

Ihre Reaktionsfähigkeit im Straßenverkehr kann dadurch eingeschränkt sein. Wenn Sie sofort nach der Behandlung nach Hause wollen, lassen Sie sich besser fahren. Wenn Sie ein paar Stunden warten können, bis Sie sich völlig fit fühlen, können Sie auch selbst fahren.

Wie Sie sich auf die Amalgam-Entfernung vorbereiten

Falls Sie bei einem Arzt oder Heilpraktiker in begleitender Behandlung sind, sprechen Sie mit diesem mögliche vorbereitende Maßnahmen ab (z.B. die Einnahme bestimmter Medikamente). Wenn nicht, können Sie selbst folgende Vorbereitungs-Maßnahmen treffen:

Nehmen Sie zwei Tage vor der Amalgam-Entfernung kein Vitamin C und keine Vitamin-C-haltigen Nahrungsergänzungen zu sich! Vitamin C kann die Wirkung der Betäubungsspritzen stark beeinträchtigen. Dasselbe gilt auch für Alkohol: Auch er vermindert die Spritzenwirkung, weshalb Sie vor Ihren Terminen darauf verzichten sollten.

Trinken Sie viel Wasser, um die Nierentätigkeit anzuregen.

Lassen Sie sich eventuell zur Behandlung fahren und wieder zurückbringen. Die bei den meisten Patienten durch den „Zahnarzt-Stress" erhöhte Adrenalin-Ausschüttung kann Ihre Reaktionsfähigkeit im Straßenverkehr beeinträchtigen. Falls Sie selber fahren müssen, sollten Sie nach der Behandlung eine längere Pause von mindestens drei Stunden einplanen, bevor Sie sich wieder an das Steuer setzen.

Nehmen Sie sich für die Stunden nach der Amalgam-Entfernung keine anstrengenden Tätigkeiten und sportliche Aktivitäten vor.

Buchen Sie rechtzeitig vor der Amalgam-Entfernung für die Stunden danach einen Massage- oder Lymphdrainage-Termin. Beides dient der Entgiftung und Ihrer Regeneration.

Nur wenn Sie auf Anraten Ihres Therapeuten bereits Algen einnehmen (als Pulver schlucken, nicht als Tabletten zerkauen!), können Sie die Dosis in den zwei Tagen vor und während der Tage der Amalgam-Entfernung verdoppeln. Wenn Sie bisher keine Algen eingenommen haben, sollten Sie auch keine vor der Amalgam-Entfernung einnehmen.

Falls Sie bereits Koriander einnehmen, sollten Sie in den Tagen vor, während und nach der Amalgam-Entfernung die Einnahme aussetzen. Während der Zeit der Amalgam-Entfernung sollen keine tief sitzenden Metalle mobilisiert werden.

DIE SCHUTZMASSNAHMEN

„Fast jede Krankheit, die wir kennen, kann durch eine
Quecksilbervergiftung verursacht oder verstärkt werden."

Dr. Joachim Mutter

Nicht alles, was als „Schutzmaßnahmen" bei der Amalgam-Entfernung angeboten wird, verdient diese Bezeichnung wirklich. Nachdem Sie die folgende Aufzählung gelesen haben, werden Sie verstehen, warum das so ist.

Drei der wichtigsten Voraussetzungen für die sichere und sorgfältige Amalgam-Entfernung sind, dass die Zahnärztin oder der Zahnarzt überzeugt ist, von dem, was sie oder er tut und dass sie oder er über die entsprechende Erfahrung und Ausrüstung verfügt.

Sie müssen darauf vertrauen können, dass wirklich alles Amalgam restlos aus Ihren Zähnen entfernt wird und dass es schonend geschieht.

Deshalb lohnt es sich, nach einer spezialisierten Zahnarztpraxis zu suchen und ggf. auch einen längeren Anfahrtsweg auf sich zu nehmen.

Diese Zahnarztpraxis kann Ihnen auch Experten nennen für die Durchführung des Material-Verträglichkeitstests und für die Schwermetall-Entgiftung.

Warum der sog. Kofferdam alleine nicht genügt

Kofferdam ist ein dünnes flexibles Tuch aus Latex oder einem ähnlichen Material. Es wird so über die zu behandelnden Zähne gestülpt, dass nur noch diese und evt. ein paar Nachbarzähne sichtbar sind. Der Rest der Mundhöhle wird nach hinten durch den Kofferdam abgedeckt. Der Kofferdam schützt Sie aber nur gegen zwei Dinge:

- Gegen das Verschlucken von Amalgamteilen

- Gegen sog. Amalgam-Tätowierungen.

Diese können entstehen, wenn Amalgamteilchen beim Herausbohren mit hoher Geschwindigkeit in die Mundschleimhaut „geschossen" werden. Dort lösen sich allmählich Metalle aus den Teilchen und bilden einen dunklen Fleck rings um sie herum.

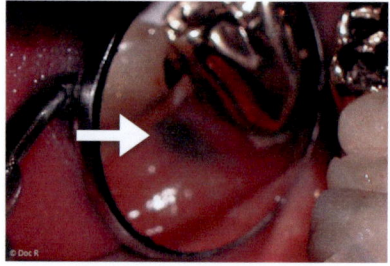

Amalgam-Tätowierung in der
Kieferkamm-Schleimhaut

Kofferdam schützt Sie nicht vor dem eigentlich gefährlichen Quecksilber-Dampf! Der entsteht beim Entfernen der Amalgam-Füllungen und gelangt zum einen in die Raumluft. Zum anderen diffundiert er durch den Kofferdam hindurch. Er wird teilweise geschluckt und teilweise von der Mundschleimhaut aufgenommen. Von dort wandert er durch das Gewebe und entlang der Geruchsnerven direkt in das Gehirn!

Um das zu verhindern müssen zusätzliche Schutzmaßnahmen ergriffen werden.

1. Aktivkohle-Drink vor Beginn der Amalgam-Entfernung

Aktivkohle ist medizinisch reiner Kohlenstoff wie er natürlicherweise auch im Körper vorkommt. Kohlenstoff bindet Giftstoffe im Verdauungstrakt und scheidet diese über den Darm aus.

Wie Sie schon weiter oben gelesen haben, wird bei der Amalgam-Entfernung Quecksilber-Dampf frei. Er diffundiert durch den Kofferdam und wird teilweise verschluckt.

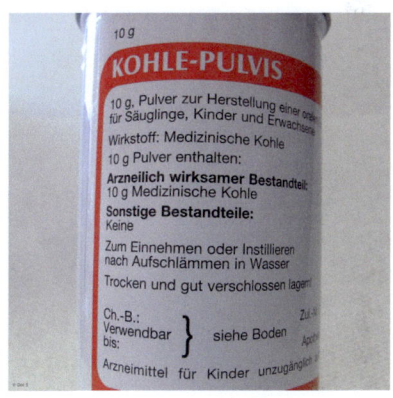

Aktivkohle-Pulver zur Bindung von Giften und Schadstoffen im Magen-Darm-Trakt

Damit er nicht vom Darm aufgenommen und in den Organismus gelangen kann, bekommen Sie zu Beginn der Behandlung in Wasser aufgelöstes Aktivkohle-Pulver zu trinken. Oder Sie erhalten Aktivkohle-Tabletten, die Sie zerkauen und zusammen mit Wasser schlucken.

Aktivkohle sieht tiefschwarz und nicht gerade appetitlich aus. Sie ist aber völlig geschmacklos und sehr wirksam.

2. Gründliche Durchlüftung des Behandlungszimmers

Vor Beginn der Amalgam-Entfernung und bis zu ihrem Abschluss werden Fenster und Türen des Behandlungszimmers weit geöffnet, damit der Quecksilber-Dampf, der beim Entfernen des Amalgams in die Raumluft gelangt, sich schnell verzieht.

Im Winter kann es dadurch für einige Minuten ziemlich kalt im Raum werden. Es ist also eine gute Idee, wenn Sie sich warme Kleidung und eventuell eine Decke mitbringen, wenn Ihre Behandlung in der kalten Jahreszeit stattfindet.

3. Mundspülung mit einer schwefelhaltigen Lösung

Schwefel hat die Eigenschaft Schwermetalle (also auch Quecksilber) an sich zu binden. Wie Sie schon wissen, gelangt freiwerdender Quecksilber-Dampf durch den Kofferdam hindurch in die Mundhöhle.

Er wird nicht nur teilweise verschluckt. Er könnte auch von der Mundschleimhaut aufgenommen werden und in das Gehirn gelangen. Damit das nicht geschieht, bekommen Sie vor dem Anlegen des Kofferdam eine schwefelhaltige Lösung zur Mundspülung.

Der Schwefel bindet Quecksilber zu Schwefel-Quecksilber-Komplexen, die nicht mehr in die Mundschleimhaut eindringen können.

Sie bewegen die Spülung eine Zeitlang im Mund bis die gesamte Mundschleimhaut benetzt ist. Sie sollten auch einen Teil davon schlucken. Diese Lösung ist völlig ungiftig. Sie bindet nicht nur das Quecksilber im Mund, damit es nicht von der Schleimhaut aufgenommen wird. Sie bindet es auch im Verdauungstrakt, damit es über den Darm ausgeschieden werden kann.

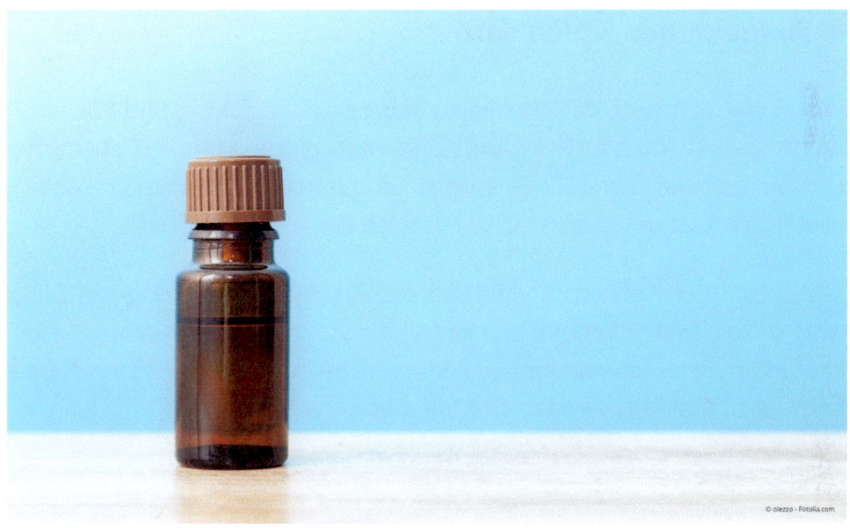

Schwefelhaltige Mundspülung zur Bindung von Quecksilber

Nach der Spülung spucken Sie den Rest aus, spülen aber nicht mit Wasser nach: Der Schwefel muss während der Amalgam-Entfernung die komplette Mundschleimhaut benetzen und das Quecksilber „abfangen"!

Vorsicht bei einer Allergie gegen Schwefel und seine Verbindungen: Wenn Sie eine nachgewiesene Allergie gegen Schwefel oder Schwefel-Verbindungen haben, müssen Sie beim Erstbesuch in der Zahnarztpraxis Ihre Zahnärztin bzw. Ihren Zahnarzt informieren und Ihren Allergie-Pass mitbringen!

Übrigens enthalten auch manche Anästhetika (Betäubungsspritzen) Schwefel-Verbindungen als Konservierungsstoff. Im Falle einer Schwefel-Allergie müssen schwefelfreie Alternativen verwendet werden.

4. Anlegen des Kofferdam

Der Kofferdam wird so über die zu behandelnden Zähne und Nachbarzähne gestülpt, dass er die Mundhöhle nach hinten komplett abschirmt. Er muss dicht an den Zähnen anliegen, damit keine Lücken offen bleiben. Hier kommt es besonders auf die Sorgfalt des Zahnarztes an.

Damit sich der Kofferdam während der Amalgam-Entfernung nicht löst, wird er mit einer Klammer am hintersten Zahn und mit einem speziellen Gummi bzw. kleinen Keil weiter vorne zwischen den Zähnen fixiert. Er muss so angelegt werden, dass die Nase frei bleibt.

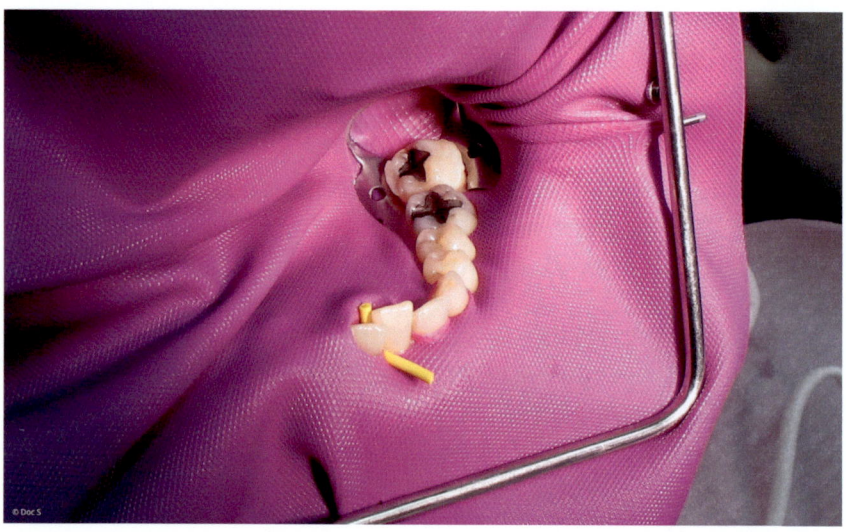

Kofferdam: Deckt die Mundhöhle nach hinten ab und verhindert, dass ausgebohrte Amalgamteile verschluckt werden.

Sobald der Kofferdam angelegt ist, können Sie nicht mehr durch den Mund atmen. In seltenen Fällen kann das bei einzelnen Patienten Beklemmungsgefühle und Ängste auslösen. Dann muss an Stelle des Kofferdam die (weniger sichere) Alternative Clean-Up-Sauger verwendet werden.

Dabei handelt es sich um einen Saugeraufsatz, der einen einzelnen Zahn teilweise wie ein Käfig umschließt und so verhindern soll, dass Amalgamteile verschluckt werden oder durch die Geschwindigkeit der Fräse in die Mundschleimhaut geschossen werden und Amalgam-Tätowierungen hervorrufen.

5. Einsetzen eines Speichelziehers

Als zusätzliche Absaugung wird ein Speichelzieher unter dem Kofferdam neben der Zunge platziert. Er saugt während der Amalgam-Entfernung kontinuierlich den Speichel ab, damit Sie möglichst wenig davon schlucken.

6. Anlegen der Nasensonde

Über die Nasensonde (auch als „Sauerstoffbrille" bezeichnet) bekommen Sie während der Amalgam-Entfernung medizinischen Sauerstoff zugeführt. Bei der Nasensonde handelt es sich um einen dünnen Kunststoff-Schlauch, der an einem Ende an eine Sauerstoff-Flasche angeschlossen ist.

Am anderen Ende hat er zwei kurze (ca. 1,5 cm lange) Schlauchstücke, die vorsichtig in die Nasenöffnungen eingeführt werden. Damit die Nasensonde während der Amalgam-Entfernung nicht verrutscht, wird sie mit Hautpflastern beiderseitig der Nase fixiert.

Vor Beginn der Amalgam-Entfernung wird die Sauerstoffzufuhr geöffnet. Die exakte Durchfluss-Menge (in Liter pro Minute) wird mit einer speziellen Armatur an der Sauerstoff-Flasche eingestellt.

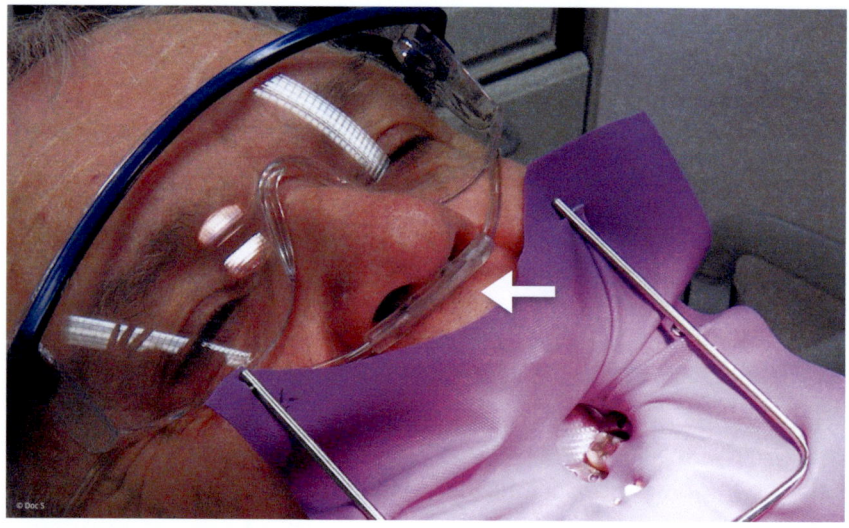

Sauerstoff-Nasensonde: Über einen Kunststoffschlauch, dessen beide kurzen Enden in die Nase eingelegt werden, wird während der Amalgam-Entfernung kontinuierlich Sauerstoff zugeführt.

Die Sauerstoff-Zufuhr soll verhindern, dass Sie Quecksilber-Dampf einatmen, der bei der Amalgam-Entfernung aus Ihrer Mundhöhle kommt. Der Sauerstoff ersetzt sozusagen vorübergehend die Atemluft.

Alternativ: Nasenmaske aus Kunststoff

Anstelle der Sauerstoffbrille kann auch eine Nasenmaske aus Kunststoff angelegt werden, die ringsherum dicht abschließt. Eine solche Nasenmaske ist nicht nur für die Sauerstoffzufuhr geeignet. Darüber kann auch Lachgas zur Beruhigung zugeführt werden, falls der Zahnarzt über die entsprechende Ausstattung verfügt und der Patient es wünscht.

7. Anlegen einer Schutzbrille

Damit herausgeschleuderte Amalgamteile nicht in die Augen gelangen, bekommen Sie eine Schutzbrille angelegt, die ringsherum dicht anliegt.

8. Anlegen einer goldbedampften Atemschutz-Maske

Als zusätzlichen Schutz vor dem ungewollten Einatmen von Quecksilber-Dampf bekommen Sie eine Atemschutz-Maske (vom Prinzip her vergleichbar dem Mundschutz des Zahnarztes) über die Nase angelegt, die an ihrer Außenseite mit reinem Gold bedampft ist. Dieses Gold bindet Quecksilber, so dass es nicht durch den Atemschutz in die Nase gelangen kann.

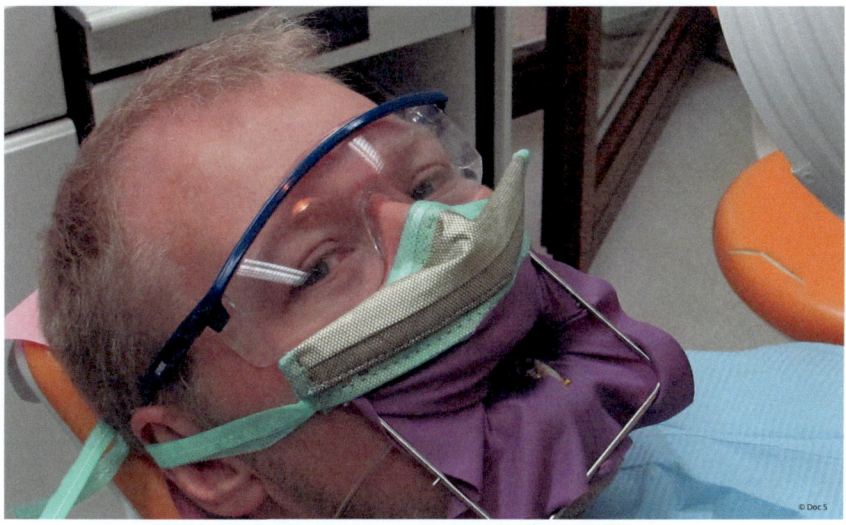

Goldbedampfte Atemschutzmaske: Die Goldschicht auf der Außenseite bindet Quecksilber, so dass es nicht in die Nase gelangen kann.

Wegen der Goldbedampfung ist ein solcher Atemschutz zwar sehr teuer. Er wird trotzdem jeweils nur für einen Patienten verwendet und nach der Amalgam-Entfernung entsorgt. Nicht nur, weil es unhygienisch wäre, ihn bei weiteren Patienten zu verwenden, sondern auch, weil er nur eine begrenzte Aufnahmekapazität für Quecksilber hat.

Übrigens tragen auch die Zahnärztin bzw. der Zahnarzt und die Mitarbeiterin zu ihrem eigenen Schutz eine solche Maske.

Wenn für die Sauerstoffzufuhr eine dicht abschließende Nasenmaske aus Kunststoff verwendet wird, ist der goldbedampfte Atemschutz nicht notwendig.

9. Quecksilberdampf-Absaugung

Damit möglichst wenig des aus der Mundhöhle austretenden Quecksilber-Dampfes in die Atem- und Raumluft gelangt, wird er mit einer speziellen Vorrichtung abgesaugt. Deren ca. 20 Zentimeter durchmessende Öffnung wird möglichst nahe über dem Mund des Patienten platziert.

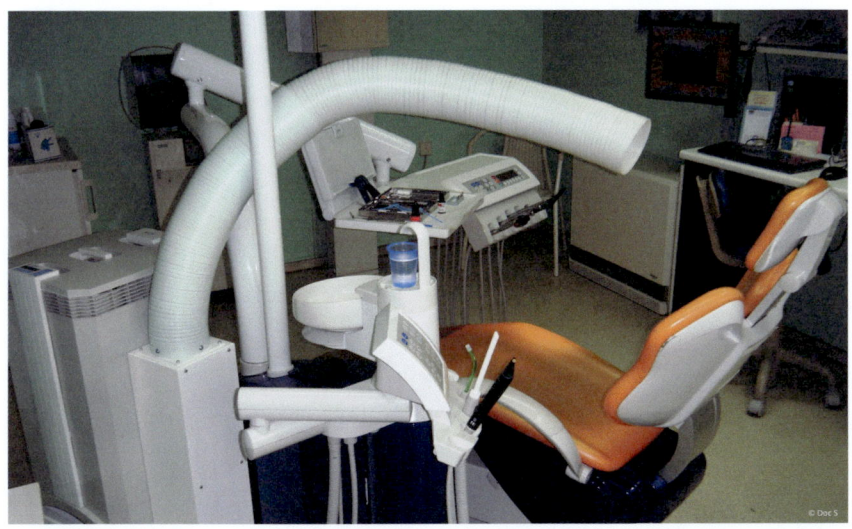

Gerät zur Absaugung von Quecksilberdampf: Die Öffnung des Absaugrohres (rechts oben) wird knapp über dem Mund des Patienten platziert. Der Quecksilberdampf wird in speziellen Filtern gesammelt (Kasten links im Bild), die als Sondermüll entsorgt werden müssen.

Es gibt zwei Varianten dieser speziellen Quecksilberdampf-Absaugungen: Bei der einen wird der abgesaugte Dampf über einen Schlauch in das Freie geleitet. Bei der anderen wird er in ein Gerät geleitet, das spezielle Filter enthält, in denen das Quecksilber gespeichert und später sicher entsorgt wird. Diese Absaugung schützt natürlich auch das Praxis-Team vor den gefährlichen Quecksilber-Dämpfen.

10. Verwendung spezieller Hartmetall-Fräsen

Beim Ausfräsen des Amalgams entsteht Wärme, die zu vermehrter Quecksilber-Freisetzung führt. Um diese so gering wie möglich zu halten, verwendet man spezielle Hartmetall-Fräsen mit hoher Schneideleistung. Je höher diese ist, desto weniger Reibung, Wärme und Quecksilber-Dampf entsteht.

Eine solche Fräse wird nur für eine Sitzung (einen Termin) verwendet und dann entsorgt. Durch mehrfachen Gebrauch würde sie an Schneideleistung verlieren, mehr Reibung und Wärme erzeugen und so eine höhere Quecksilber-Dampfbildung verursachen.

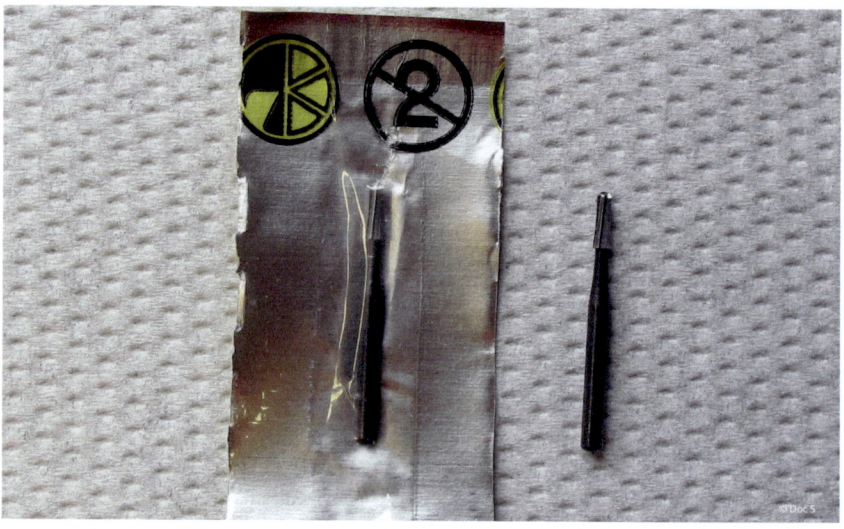

Spezielle Einmal-Hartmetall-Fräsen zum Ausbohren von Amalgam. Diese Fräsen entwickeln wenig Wärme und damit auch wenig Quecksilberdampf. Da die Schneideleistung schnell nachlässt, dürfen sie nur für eine Sitzung verwendet werden.

11. Sogenannter Schnellläufer statt Turbine

Gewöhnlich verwenden Zahnärzte sog. Turbinen mit einer hohen Drehzahl von bis zu 450.000 Umdrehungen pro Minute, weil sie damit schneller arbeiten können. Je höher die Drehzahl, desto größer die Reibung und desto höher die Wärmeentwicklung. Was wiederum zu vermehrter Quecksilber-Dampfbildung führen würde.

Um das zu vermeiden, verwendet man bei der sicheren Amalgam-Entfernung sog. Schnellläufer-Winkelstücke, die eine maximale Drehzahl von 200.000 pro Minute haben.

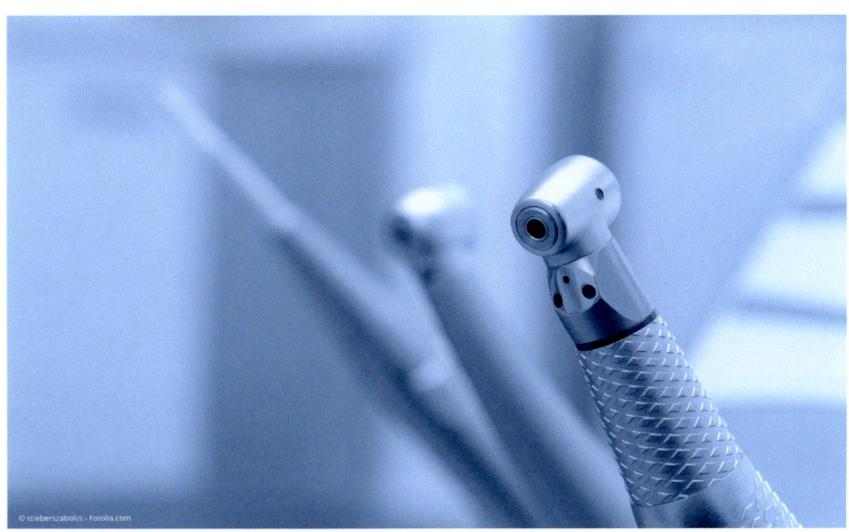

Sog. Schnellläufer-Winkelstück. Es hat eine geringere Drehzahl als die üblicherweise verwendeten Turbinen. Dadurch wird bei der Amalgam-Entfernung weniger Wärme und Quecksilberdampf erzeugt.

12. Leistungsfähige Kühlung und Absaugung

Während des Ausfräsen der Amalgam-Füllungen muss die Fräse kontinuierlich gekühlt werden, um die Wärmeentwicklung so gering wie möglich zu halten. In zahnärztliche Instrumente ist diese Kühlung eingebaut. Trotzdem sollte die Assistenz des Zahnarztes den behandelten Zahn zusätzlich mit dem Wasserspray kühlen. Der durch das Kühlwasser und entfernte Amalgam entstandene Amalgam-Schlamm muss mit einem leistungsfähigen Sauger abgesaugt werden, der von der Assistenz dicht an den Zahn gehalten wird.

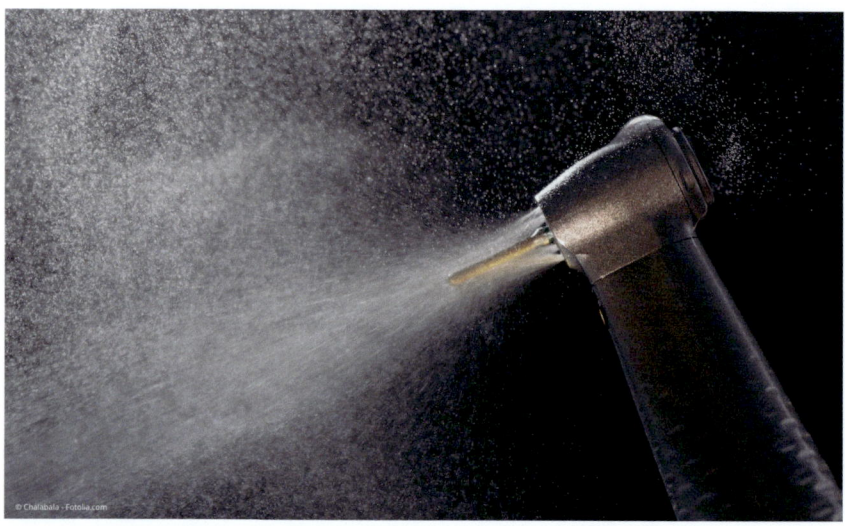

Starke Wasserkühlung beim Ausbohren des Amalgams, damit wenig Quecksilberdampf entsteht.

Damit das Amalgam nicht in das Abwasser und in die Umwelt gelangt, sind (zumindest in Deutschland) sogenannte Amalgam-Abscheider gesetzlich vorgeschrieben in Behandlungsstühle eingebaut. Diese Abscheider müssen regelmäßig entleert und das Amalgam als Sondermüll sicher entsorgt werden.

13. Entfernung in großen Stücken

Je weniger in den Amalgam-Füllungen geschliffen wird, desto weniger Quecksilber-Dampf entsteht. Sie werden deshalb nicht „pulverisiert", sondern in möglichst wenige große Stücke zerteilt und diese Stücke dann aus dem Zahn heraus gehebelt.

Dabei sollte so wenig wie möglich von der natürlichen Zahnsubstanz weggeschliffen werden, damit es bei der Amalgam-Entfernung nicht zu einer Schwächung des Zahnes kommt.

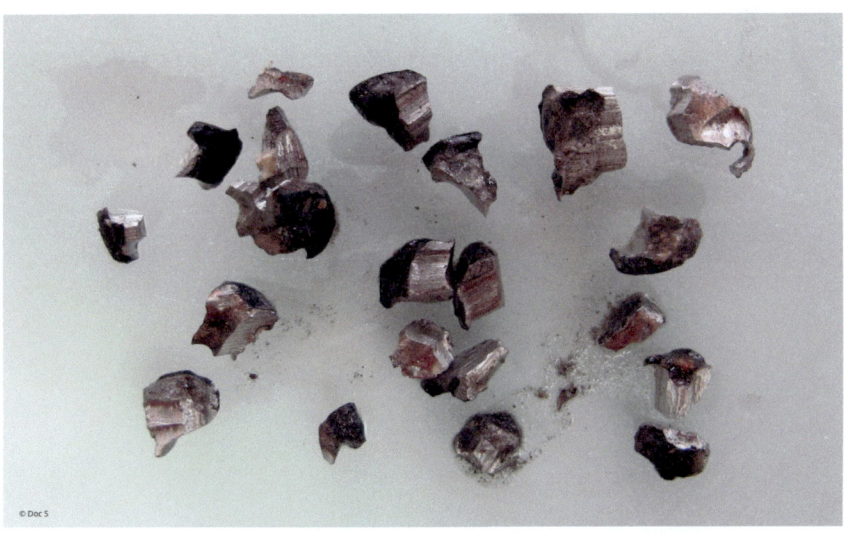

Damit möglichst wenig Quecksilberdampf entsteht, werden die Amalgam-Füllungen in wenige große Stücke zerteilt, die anschließend aus den Zähnen entfernt werden können.

14. Sammeln der Amalgam-Teile

Manche Therapeuten wenden bei der späteren Schwermetall-Entgiftung unterstützend die sog. Bioresonanz an (Hinweis: Als alleinige Entgiftungs-Methode ist die Bioresonanz ungeeignet. Sie kann aber als unterstützende Maßnahme hilfreich sein).

Für die Anwendung der Bioresonanz werden Proben der früheren Amalgam-Füllungen benötigt. Deshalb werden diese in einem dicht verschließbaren Glasgefäß gesammelt und Ihnen nach Abschluss der Behandlung mitgegeben.

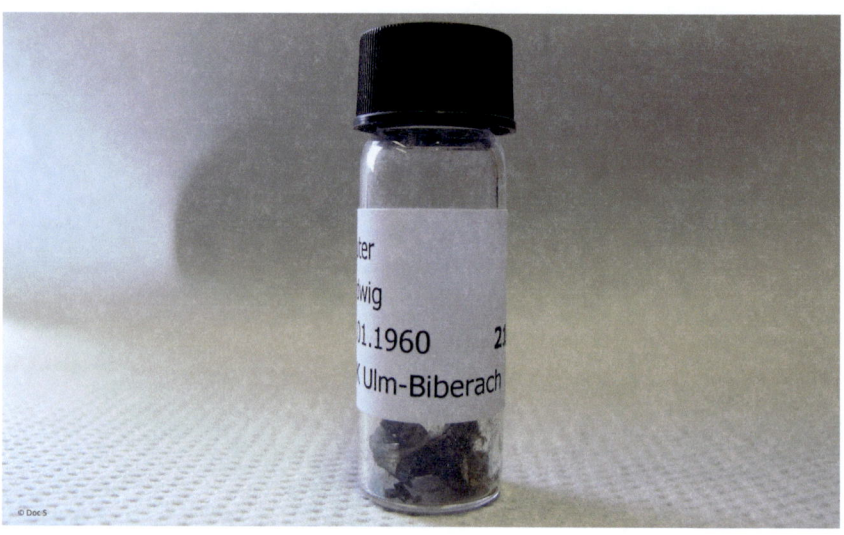

Gesammelte Amalgamteile in einem dicht verschließbaren Glasgefäß.

15. Kontrolle und Vier-Augen-Prinzip

Sie müssen sicher sein können, dass wirklich alles Amalgam restlos aus Ihren Zähnen entfernt wurde. Deshalb kontrolliert der Zahnarzt (oft mit einer Lupenbrille) die Wände und den Boden der sog. Kavität, also des Loches im Zahn, das nach der Amalgam-Entfernung entstanden ist.

Weil vier Augen mehr sehen als zwei, kontrolliert danach auch die Zahnarzt-Assistenz den Zahn. Erst wenn beide sicher sind, dass keine Amalgamreste mehr im Zahn zurückgeblieben sind, folgt der nächste Schritt.

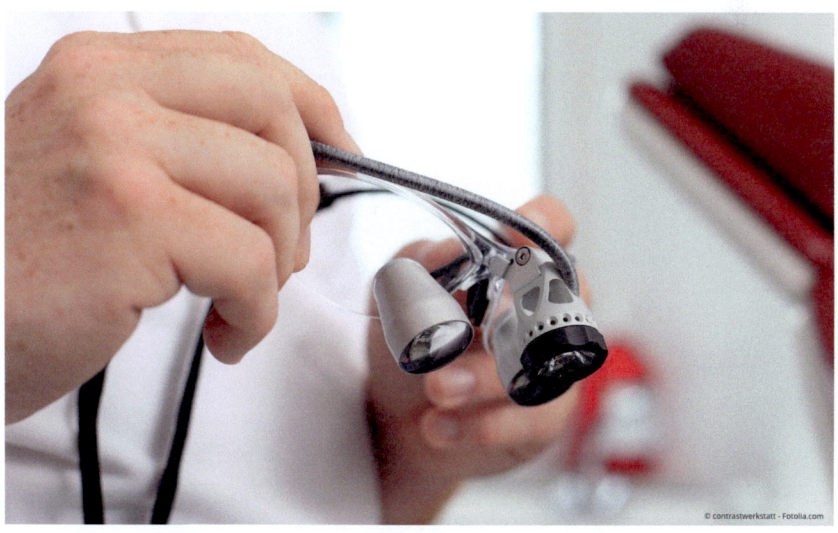

Lupenbrille, mit der sorgfältig kontrolliert werden kann, ob alles Amalgam aus den Zähnen entfernt wurde.

16. Algenpulver zum Aufsaugen von Quecksilber-Resten

Nachdem sämtliches Amalgam aus den Zähnen entfernt wurde, kommt für mehrere Minuten ein Pulver aus speziellen Algen in die Kavitäten. Diese Algen haben die Eigenschaft, Schwermetalle aufzusaugen und zu binden.

Sie sollen Quecksilber, das aus dem Amalgam in die Wände und in den Boden der Kavitäten diffundiert ist, aufsaugen. Nach der Einwirkzeit wird das Algenpulver mit einem kräftigen Wasserstrahl ausgesprüht und sorgfältig abgesaugt.

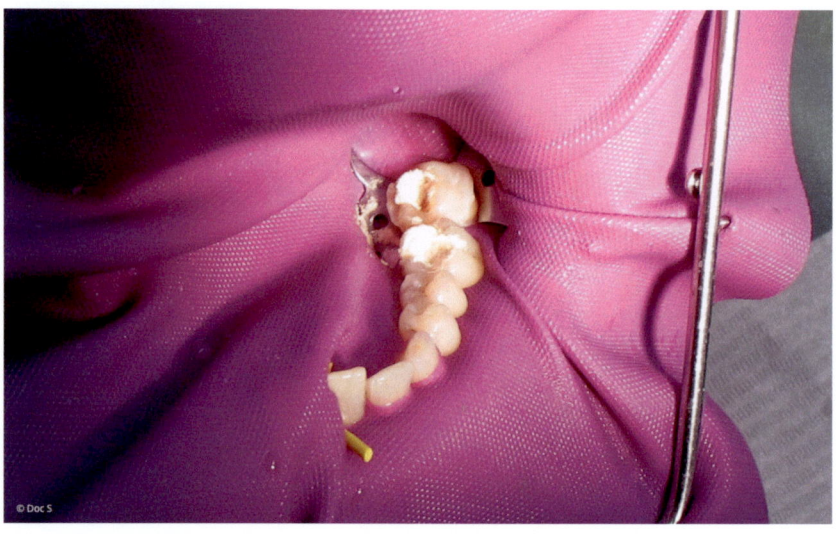

Algenpulver in zwei Zähnen, aus denen das Amalgam entfernt wurde.

17. Abnahme des Kofferdam und Aussprühen des Mundes

Nachdem der Kofferdam abgenommen wurde, wird die gesamte Mundhöhle kräftig ausgesprüht und das Sprühwasser aufgesaugt. Durch das Sprühen werden die Schwefel-Quecksilber-Komplexe von der Mundschleimhaut gelöst und sofort weggesaugt.

18. Erneute Mundspülung mit schwefelhaltiger Lösung

Zur Sicherheit bekommen Sie noch einmal die schwefelhaltige Lösung zum Spülen Ihres Mundes und teilweisen Schlucken. Damit soll sichergestellt werden, dass wirklich alle Quecksilber-Reste erfasst werden.

Nach dem Ausspucken der Spülung können Sie mit Wasser nachspülen, um den (zugegeben etwas gewöhnungsbedürftigen) Geschmack der Lösung loszuwerden.

19. Zum Schluss: Noch einmal ein Aktivkohle-Drink

Nachdem Ihre Zähne mit Füllungen versorgt wurden, erhalten Sie noch einmal Aktivkohle zum Einnehmen. Es ist eine weitere Schutzmaßnahme zu Ihrer Sicherheit, um eventuelle Quecksilber-Reste im Verdauungstrakt zu binden und über den Darm auszuscheiden.

20. Füllung der Zähne

Nachdem das Amalgam sorgfältig entfernt wurde, werden die Zähne mit neuen Füllungen versorgt. Eine häufig in diesem Zusammenhang gestellte Frage ist, ob zunächst provisorische Zement-Füllungen in die Zähne kommen sollen oder gleich die endgültigen. Lesen Sie dazu bitte die Ausführungen weiter unten.

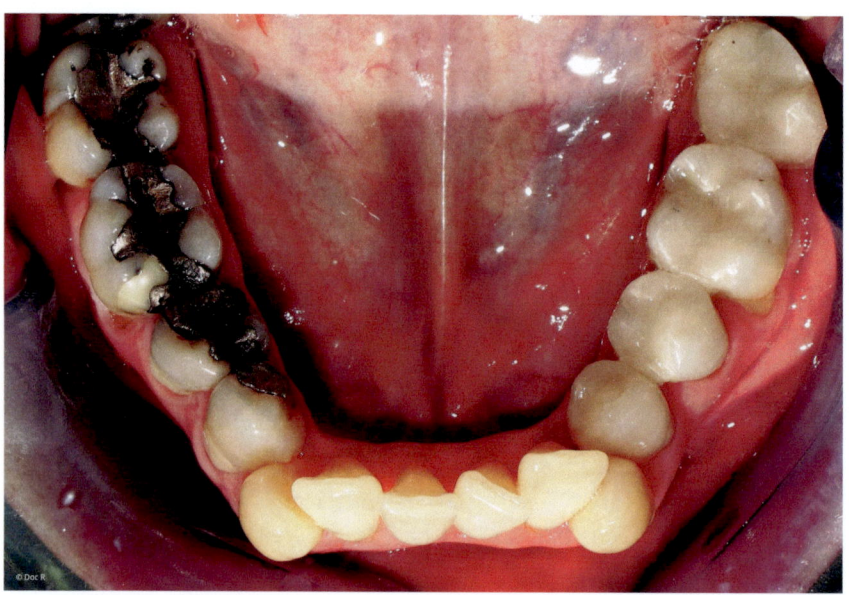

Links im Foto: Alte Amalgam-Füllungen. Rechts: Das Amalgam wurde bereits sicher entfernt und durch metallfreie Füllungen ersetzt.

MÖGLICHE ERSATZ-MATERIALIEN FÜR AMALGAM

Sollen die Zähne nach der Amalgam-Entfernung zunächst offen bleiben?

Durch das Internet geistert die Auffassung, Zähne sollten nach der Amalgam-Entfernung nicht gleich wieder gefüllt werden, sondern offen bleiben, damit restliches Quecksilber „ausdampfen" könne. Was ist davon zu halten? Gar nichts! Kein verantwortungsbewusster Zahnarzt wird sich auf dieses Ansinnen einlassen.

Damit würden mehr Schäden an Zähnen, Zahnfleisch und Kiefergelenken gesetzt als ein vermuteter Vorteil bewirken könnte. Ganz abgesehen davon, dass „ausdampfendes" Quecksilber zum Teil eingeatmet, verschluckt und letztendlich doch wieder im Körper landen würde.

Bei offen gelassenen Zähnen können Bakterien, Säuren und starke Temperatur-Schwankungen zum Absterben der Zahnnerven führen. Sie hätten dann zwar kein Amalgam mehr im Mund, dafür aber tote Zähne. Und die können auch zu gesundheitlichen Problemen führen.

In die offenen Zahnzwischenräume klemmen sich bei jedem Essen Speisereste. Die verursachen nicht nur ein unangenehmes Druckgefühl. Sie führen auch zu Zahnfleisch-Entzündungen.

Die Zähne verschieben sich seitlich, weil ihnen die Abstützung zum Nachbarzahn fehlt. Das kann zu Störungen im Zusammenbiss der Zähne führen. Die Zähne können sich verlängern, weil sie keinen Kontakt mehr zum gegenüber liegenden Zahn haben.

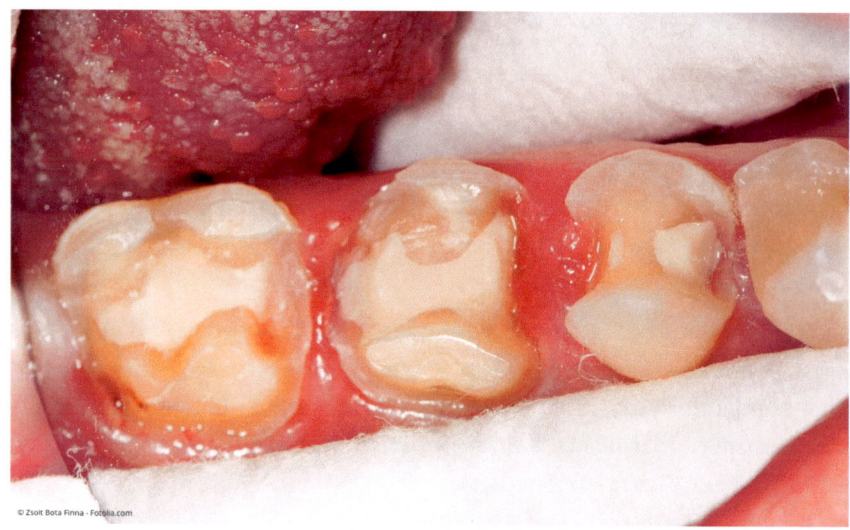

Offene Zähne nach der Amalgam-Entfernung: Die Zahnzwischenräume sind offen, was zu Zahnwanderungen, Zahnfleischentzündungen, Absterben der Zahnnerven und Kiefergelenks-Problemen führen kann.

Auch das kann zu Störungen im Zusammenbiss führen. Diese Biss-Störungen können zu Problemen mit den Kiefergelenken und der Kaumuskulatur führen, die nur sehr schwer zu behandeln sind. Nach der Entfernung des Amalgams müssen Zähne sofort wieder gefüllt werden. Die Frage ist: Womit?

Provisorische oder endgültige Füllungen?

Dazu gibt es verschiedene Meinungen: Manche Therapeuten wollen, dass Zähne zunächst provisorisch mit Zement gefüllt werden. Ein Grund dafür ist die Annahme, dass der Zement noch im Zahn verbliebenes Quecksilber aufsaugen könne, das später mit dem Zement entfernt wird.

Abgesehen davon, dass verbliebenes Quecksilber mit dem oben erwähnten Algenpulver sofort nach der sicheren Amalgam-Entfernung weitgehend aufgesaugt wird, gibt es keine Beweise dafür, dass der Zement tatsächlich Quecksilber aufnimmt.

Zement-Füllungen haben auch ähnliche Nachteile wie das Offenlassen der Zähne: Sie nutzen sich schnell ab. Es kommt zu Lücken zwischen den Zähnen, in die sich Speisereste einklemmen. Es kommt zu Zahn-Wanderungen und –Kippungen, die zu Störungen in den Kiefergelenken und in der Kaumuskulatur führen können.

Der zweite Grund, warum manche Therapeuten wollen, dass bei ihren Patienten zunächst provisorische Zement-Füllungen gemacht werden, hat seinen Ursprung in der Vergangenheit: Früher wurden als Ersatz für das Amalgam häufig sog. Gold-Inlays (Inlay = Einlagefüllung) eingesetzt.

Aus Erfahrung weiß man, dass die Schwermetall-Entgiftung nicht funktioniert, wenn Gold im Mund ist (den Grund dafür kennt man nicht). Es wurden früher also zuerst provisorische Zement-Füllungen gelegt, die Entgiftung gemacht und dann erst Gold-Inlays eingesetzt. Das hat heute keine Bedeutung mehr, weil als Ersatz für das Amalgam metallfreie Füllungs-Materialien verwendet werden.

Der dritte Grund ist, dass ein Verträglichkeitstest für die Ersatz-Materialien des Amalgams in manchen Fällen erst nach einer Entgiftung zuverlässig gemacht werden kann. Das ist meines Erachtens der einzige stichhaltige Grund, warum in Einzelfällen vorübergehend provisorische Zementfüllungen gemacht werden können.

Diese Einzelfälle müssen zwischen dem Zahnarzt und dem Therapeuten, der die Testung und Entgiftung durchführt, abgesprochen werden. Grundsätzlich empfehle ich, die Zähne nach der Amalgam-Entfernung sofort mit endgültigen Füllungen zu versorgen. Dafür gibt es gute Gründe:

- Sie ersparen sich monatelangen Ärger mit Zementfüllungen, eingeklemmten Speiseresten und möglichen Kiefergelenks-Problemen.

- Sie ersparen sich und Ihren Zähnen eine zusätzliche Behandlung. Zahnnerven sind sehr empfindlich. Jedes Mal, wenn an einem Zahn geschliffen wird, kommt es zu Schäden am Zahnnerv. Wenn das Maß überschritten ist, kann er absterben. Das hätte eine aufwendige Wurzelbehandlung zur Folge. Tote Zähne können auch gesundheitliche Probleme bereiten. Deshalb sollte jede unnötige Zahnbehandlung vermieden werden.

- Sie sparen Geld, weil Sie jede zusätzliche Behandlung bezahlen müssen.

- Und nicht zuletzt sparen Sie Zeit, weil alles auf einmal erledigt wird.

Mögliche Alternativen zum Amalgam

Nicht nur aus ästhetischen sondern auch aus gesundheitlichen Gründen werden heutzutage fast nur noch metallfreie Füllungsmaterialien verwendet. Warum? Auch edelmetallhaltige Legierungen in Gold-Füllungen oder Kronen sind nicht völlig neutral. Sie geben Metall-Ionen (elektrisch geladene Atome) in den Körper ab, die dort zu immunologischen Reaktionen führen können:

Metall-Ionen binden sich an die Oberfläche von Zellen und an Körpereiweiße (Hormone, Enzyme). Dadurch verändern sie deren Oberflächenstruktur was dazu führen kann, dass das Immunsystem körpereigene Eiweiße als „fremd" ansieht und bekämpft. Dieser Mechanismus wird als Grund für Autoimmunkrankheiten diskutiert.

Dazu kommt, dass Metalle im Mund die schon beschriebene „Antennenwirkung" haben. Sie bilden ein elektromagnetisches Feld um sich, das bis in das Gehirn reicht und die Kommunikation der Zellen stören kann. Und wie Sie schon wissen: Solange Metalle im Mund sind, funktioniert die Entgiftung nicht. Was letztendlich als Ersatz für Amalgam in Ihre Zähne kommen soll, hängt von drei Faktoren ab:

- Der Größe der einzelnen Füllungen

- Der individuellen Verträglichkeit des Materials

- Davon, was Sie investieren können oder wollen

Wie in allen Lebensbereichen ist es auch bei Zahnfüllungen so, dass das Beste am meisten kostet. Damit Sie Entscheidungsgrundlagen haben, finden Sie im Folgenden eine Beschreibung der Möglichkeiten.

Keramik-Inlays (Keramik-Einlagefüllungen)

Die beste Alternative zum Amalgam sind Keramik-Inlays: Keramik ist sehr gut verträglich, stabil, haltbar und zahnfarben. Diese Inlays werden außerhalb des Mundes hergestellt und dann mit einem sog. Befestigungs-Komposit in den Zahn eingesetzt.

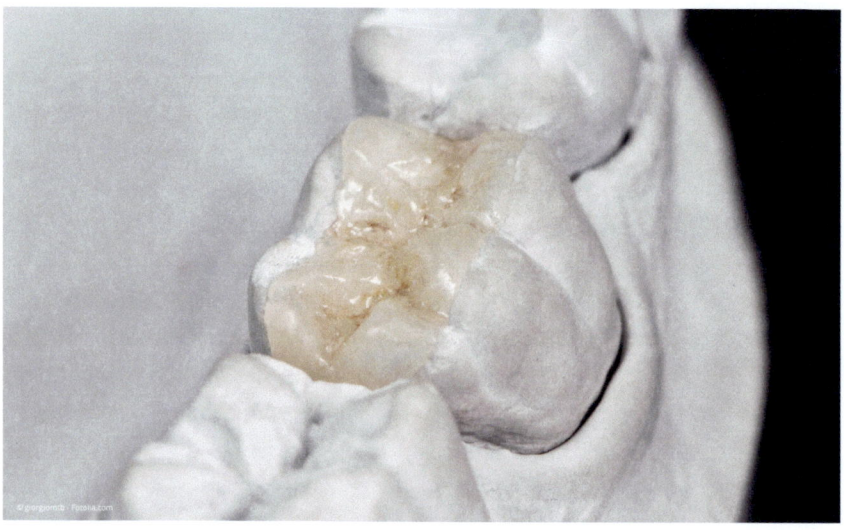

Keramik-Inlay (Keramik-Einlagefüllung) aus dem Dentallabor auf einem Gipsmodell

Wegen ihrer Stabilität eignen sich Keramik-Inlays für alle Füllungsgrößen – auch für sehr große Füllungen. Keramik-Inlays können auf zweierlei Weise hergestellt werden: Entweder vom Zahntechniker im Dental-Labor oder mit dem sog. Cerec-Gerät.

Für die Herstellung im Dental-Labor muss von den Zähnen eine Abformung gemacht werden. Auf dem daraus gewonnenen Gips-Modell fertigt der Zahntechniker die Keramik-Inlays. Bis sie nach ein paar Tagen fertig sind, müssen Sie Provisorien in Ihren Zähnen tragen.

Bei der Herstellung mit dem Cerec-Gerät wird mit einer Spezial-Kamera eine dreidimensionale digitale Aufnahme des Zahnes gemacht. Danach konstruiert der Zahnarzt am Bildschirm das Inlay. Anschließend schleift es die Maschine innerhalb weniger Minuten aus einem Keramik-Block.

Das Inlay kann sofort eingesetzt werden und Sie benötigen keinen zweiten Termin. Die großen Vorteile des Cerec-Verfahrens sind, dass keine Abformung der Zähne notwendig ist (wichtig für Patienten mit Würgereiz) und dass Sie keine lästigen Provisorien für ein bis zwei Wochen tragen müssen, bis Ihre Inlays fertig sind.

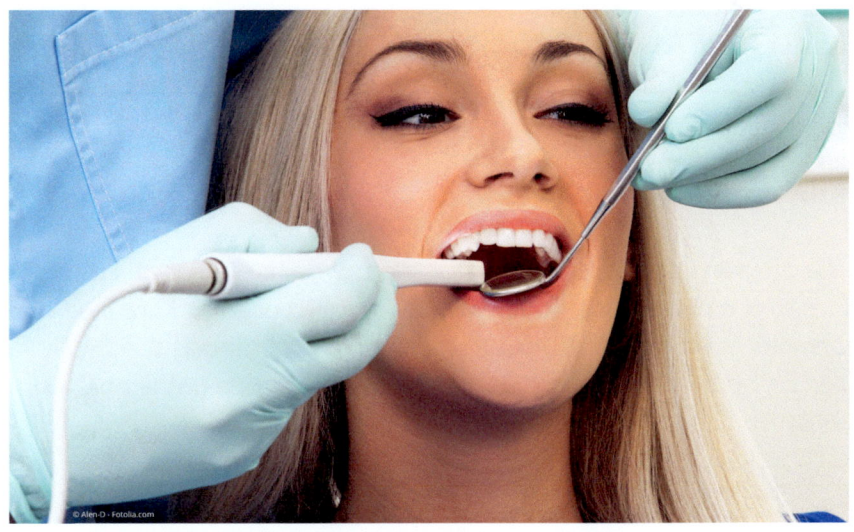

Digitale Aufnahme für die Herstellung eines Cerec-Keramik-Inlays: Es ist keine Abformung notwendig. Das Inlay kann sofort hergestellt und eingesetzt werden.

Komposit-Füllungen

Die zweitbeste Alternative sind sog. Komposit-Füllungen: Komposits sind eine Mischung aus ca. 80 % fein gemahlenem Keramikpulver und ca. 20 % Kunststoff, der das Keramikpulver in einer zähen Paste zusammenhält.

Diese Paste wird in die Kavität eingebracht, geformt und dann mit dem Licht einer sog. Polymerisations-Lampe ausgehärtet (s.u.). Komposits sind relativ stabil und haltbar. Sie sind ebenfalls zahnfarben und eignen sich für kleine bis mittelgroße Füllungen.

Keramik-Inlays und Komposit-Füllungen werden in einem speziellen Verfahren (sog. Adhäsiv-Technik) fest und randdicht mit dem Zahn verbunden. Dadurch wird verhindert, dass Bakterien in den Spalt zwischen Füllung und Zahn eindringen und zu einer Schädigung des Zahnes führen können.

Kunststoff-Füllungen

Die am wenigsten gute Alternative sind einfache Kunststoff-Füllungen: Das sind meistens sog. Kompomere, eine Mischung aus Kunststoff und Zement. Sie nutzen sich relativ schnell ab und verfärben sich im Laufe der Zeit dunkel. Die Haltbarkeit der drei Alternativen beträgt nach statistischen Untersuchungen bei

- Einfachen Kunststoff-Füllungen 3 – 5 Jahre

- Komposit-Füllungen 5 – 8 Jahre

- Keramik-Inlays 5 – 15 Jahre

Tatsächlich ist sie nach meiner persönlichen Erfahrung bei Komposit-Füllungen und Keramik-Inlays wesentlich höher, wenn diese sorgfältig gemacht werden.

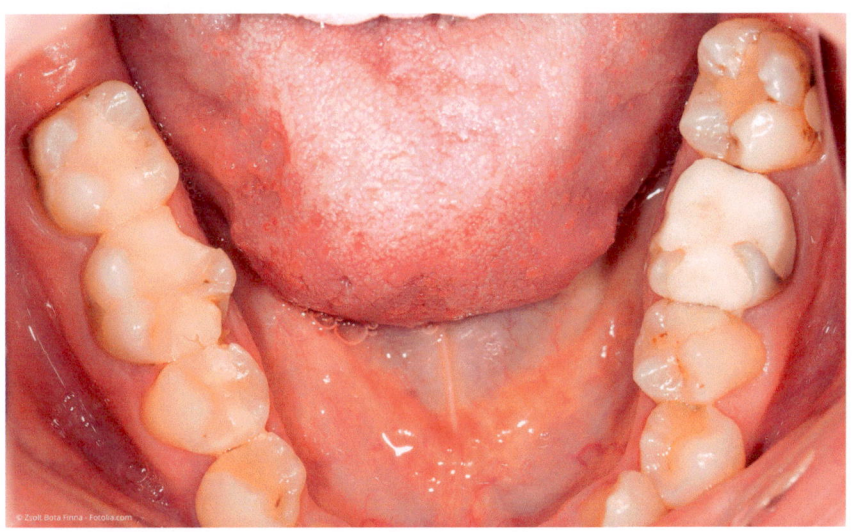

Einfache Kunststoff-Füllungen nach wenigen Jahren im Mund: Es haben sich Randspalten gebildet; die Füllungen sind teilweise ausgebrochen und haben sich verfärbt.

Worauf muss bei neuen Füllungen geachtet werden?

Verträglichkeit: Jedes Material, das in den Mund kommt, ist für den Körper ein Fremdmaterial und kann in seltenen Fällen zu Abwehrreaktionen des Immunsystems führen. Komposite (auch die Befestigungs-Komposite für Keramik-Inlays) haben organische Bestandteile, die Allergien hervorrufen können.

Nach meiner persönlichen Erfahrung in fast 30 Jahren als Zahnarzt sind diese allerdings extrem selten. Trotzdem kann es vor allem bei Allergikern von Vorteil sind, wenn die vorgesehenen Ersatzmaterialien vorab auf ihre individuelle Verträglichkeit getestet werden. Am besten dafür geeignet ist der sog. Lymphozyten-Transformations-Test (LTT).

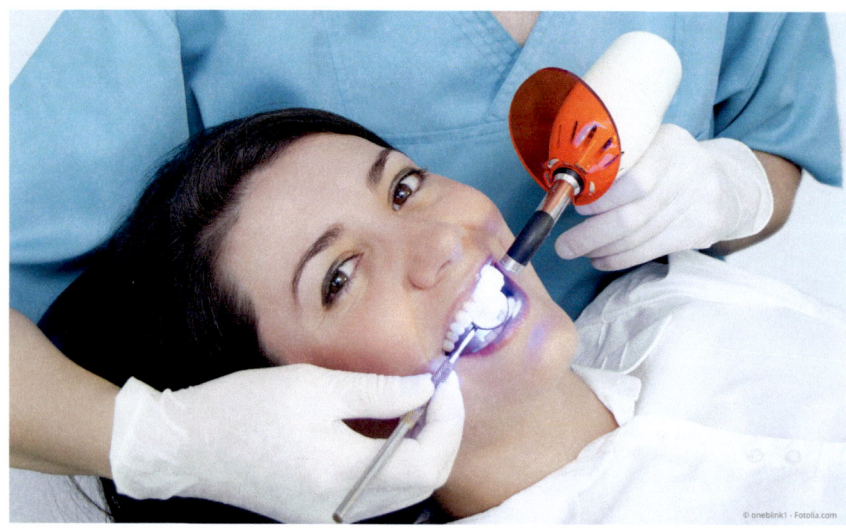

Licht-Polymerisation: Aushärtung der (Befestigung-) Komposits mit speziellem Licht

Komposits mit geringerer Allergie-Gefahr: Die gängigen Komposits enthalten wie die Kunststoffe unter anderem zwei chemische Bestandteile, die verstärkt zu Allergien führen können. Diese beiden Substanzen sind Methylmetacrylat (MMA) und Triethylenglycoldimethacrylat (TEGDMA).

Es gibt ein Komposit von einem Schweizer Hersteller, das diese beiden Substanzen nicht enthält. Wenn der Material-Test ergeben hat, dass Sie dieses Komposit vertragen und wenn Sie keine Keramik-Inlays machen lassen wollen, sollten Sie dieses Material wählen.

Aushärtung: Komposits werden mit dem Licht einer sog. Polymerisations-Lampe ausgehärtet. Dieses Licht dringt nur wenige Millimeter in das Komposit ein. Wenn eine Füllung sehr tief ist, kann es sein, dass das Komposit in der Tiefe nicht vom Licht erreicht wird und nicht aushärtet.

Als Folge kann Karies an tiefen Füllungsrändern entstehen. Deshalb muss bei tiefen Füllungen das Komposit schichtweise eingebracht und ausgehärtet werden.

Das Licht der Lampe verliert im Laufe der Zeit an Intensität. Deshalb muss die Leistungsfähigkeit der Lampe in regelmäßigen Abständen geprüft werden. Dafür gibt es spezielle Messgeräte für die Zahnarztpraxis.

Hersteller von Füllungsmaterialien empfehlen meist zu kurze Belichtungszeiten von nur 20 – 40 Sekunden. Dadurch härten Kunststoffe und Komposits nicht komplett aus und es lösen sich im Laufe der Zeit Bestandteile aus den Füllungen, die zu Unverträglichkeiten führen können. Deshalb müssen Kunststoff- und Komposit-Füllungen pro Schicht mindestens eine Minute lang belichtet werden.

Bei den Befestigungs-Komposits für Keramik-Inlays handelt es sich um sog. „Dualhärtende Komposits". Das bedeutet, dass sie sowohl chemisch (d.h. von sich aus) als auch durch Lichteinwirkung aushärten. Diese chemische Aushärtung ist notwendig, weil das Licht nicht ausreichend durch das Keramik-Inlay auf den Boden des Inlays gelangt. Trotz chemischer Aushärtung ist es empfehlenswert, die Befestigungs-Komposits zusätzlich mindestens eine, besser drei Minuten lang zu belichten.

Zahnempfindlichkeiten: Es kommt leider immer wieder vor, dass Zähne nach dem Legen neuer Füllungen vorübergehend empfindlich gegen Kälte, Druck oder Berührung sind. Dafür gibt es drei mögliche Gründe:

- Das Loch im Zahn war sehr tief und der Zahnarzt musste nahe am Zahnnerv arbeiten. Trotz spezieller sog. Unterfüllungen zum Schutz des Nerven kann es sein, dass dieser eine Zeit lang empfindlich reagiert. Er ist sozusagen „sauer".

- Das Komposit wurde nicht genügend ausgehärtet: Entweder zu kurz oder weil die Lampe keine ausreichende Lichtleistung hatte. Aus dem

Komposit lösen sich dann nicht ausgehärtete Bestandteile, die zu Zahnempfindlichkeit führen können.

- Die Füllung oder das Inlay ist zu hoch: Dadurch bekommt der Zahn beim Zusammenbeißen mehr Druck ab und reagiert empfindlich.

Wenn bei Ihnen solche Zahnempfindlichkeiten nach dem Legen neuer Füllungen auftreten, nehmen Sie Kontakt zur Zahnarztpraxis auf. Die Füllungen können dann noch einmal nachgehärtet und in ihrer Höhe angepasst werden. Zusätzlich können die Zähne mit einem Schutzlack überzogen werden, der die Kältereize vermindert.

Ich kann Sie beruhigen: Die Empfindlichkeit verschwindet wieder! Manchmal schon nach ein paar Tagen. Manchmal erst nach ein paar Monaten. Aber sie verschwindet. Seien Sie ggf. geduldig.

Was ist, wenn ich Kronen, Brücken oder Implantate brauche?

In manchen Fällen reichen Komposits oder Keramik-Inlays als Ersatz für das Amalgam nicht mehr aus. Das ist dann der Fall, wenn Zähne stark gefüllt waren und nur noch wenig natürliche Zahnsubstanz vorhanden ist.

Füllungen würden bei solch stark geschädigten Zähnen nicht lange halten. Oder es könnten Teile der Zähne abbrechen. In solchen Fällen werden die Zähne besser überkront (also komplett überkappt), um sie langfristig zu erhalten. Wenn Zähne fehlen, müssen die Lücken mit Brücken oder Implantaten mit Kronen geschlossen werden.

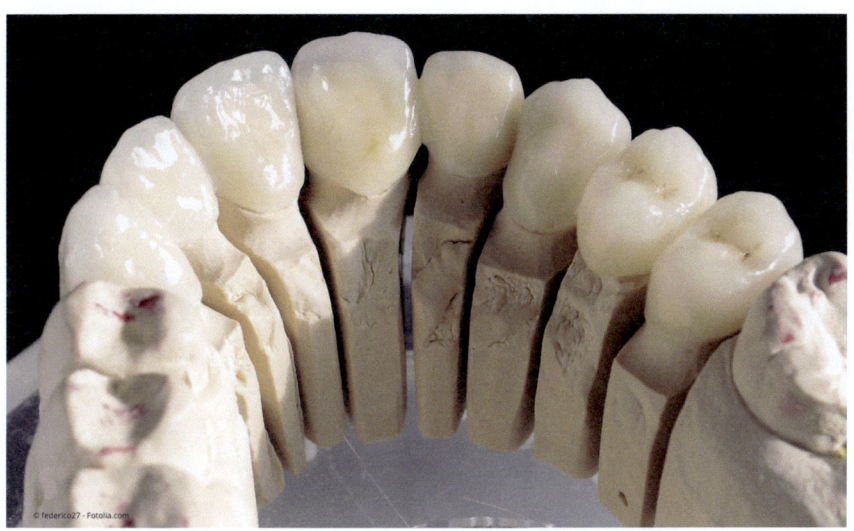

Metallfreier Zahnersatz: Kronen aus reiner Keramik auf dem Gips-Modell

Kronen und Brücken können heute problemlos aus sog. Zirkondioxid-Keramik hergestellt werden. Diese Keramik ist extrem bruchfest und sehr lange haltbar. Außerdem ist sie gut körperverträglich und Kronen und Brücken aus Keramik haben ein natürlich schönes Aussehen.

Etwas schwieriger ist es bei Implantaten: Üblicherweise werden Implantate aus dem Metall Titan eingesetzt. Man hat damit jahrzehntelange Erfahrungen und die Erfolgsquote ist sehr hoch. Aber es ist eben ein Metall. Offiziell gilt es als gut körperverträglich, weil angeblich keine Wechselwirkungen mit dem Körper stattfinden.

Aber es gibt Untersuchungen, die nachgewiesen haben, dass sich Titan aus den Implantaten löst und in den umgebenden Kieferknochen und in benachbarte Lymphknoten wandert. Titan kann auch bei ca. 10 % der Bevölkerung zu Allergien führen. Ein Grund für diese relativ hohe Rate ist wahrscheinlich, dass in vielen Medikamenten und Kosmetika Titandioxid enthalten ist, das zu Sensibilisierungen führen kann.

Seit einigen Jahren gibt es auch Implantate aus Zirkondioxid-Keramik. Allerdings haben diese nach bisherigen Auswertungen keine so hohe Erfolgsquote wie Titan-Implantate. Es muss sich also noch in der Zukunft zeigen, ob sie eine echte Alternative zu Titan sind.

Ob im Einzelfall eine Lücke mit einer Keramik-Brücke oder mit einem Implantat geschlossen wird, muss individuell entschieden werden. Ihr Zahnarzt wird sie dazu entsprechend beraten.

Was kostet die Amalgam-Entfernung?

Fast nichts im Vergleich zu dem, was Sie an Gesundheit und Vitalität gewinnen. Im Ernst: Natürlich kostet die sichere Amalgam-Füllung Geld. Ihr eigenes! Aber es ist eine der besten Investitionen, die Sie in Ihre Gesundheit und Vitalität machen können. Ich würde Ihnen hier gerne konkrete Zahlen nennen, aber das ist nicht möglich, weil die Kosten von vielen Faktoren abhängen:

- von der Anzahl der Füllungen

- von der Größe und Ausdehnung der Füllungen

- ob Ihre Zähne zuerst provisorisch und erst später endgültig gefüllt werden

- von der Art der gewählten Ersatzmaterialien

- ob eine Verträglichkeits-Testung durchgeführt werden muss

- ob Sie anschließend eine Entgiftung durchführen

Sie bekommen in jedem Fall vor Beginn der Behandlung von Ihrem gewählten Spezialisten für die sichere Amalgam-Entfernung eine Kostenvorhersage (in Deutschland „Heil- und Kostenplan" genannt). Viele Zahnarztpraxen bieten auch eine Ratenzahlung ohne Zusatzkosten, also ohne Zinsen und Gebühren für sechs Monate an. Fragen Sie einfach danach!

Und noch etwas: Erwarten Sie nichts bis wenig von Ihrer Krankenkasse! Offiziell ist Amalgam in vielen Ländern (auch in Deutschland) ein noch zugelassenes Füllungsmaterial. Die möglichen Gesundheitsschäden durch Amalgam werden nicht anerkannt oder ignoriert.

Deshalb sind gesetzliche Krankenkassen und private Krankenversicherungen nur in Ausnahmefällen bereit, einen Zuschuss für den Amalgam-

Austausch zu bezahlen. Und der ist meistens homöopathisch gering. Stellen Sie sich also darauf ein, dass Sie die Behandlung selbst bezahlen müssen. Es lohnt sich trotzdem!

Und noch etwas

Wenn Sie Ihren Kostenvoranschlag bekommen, sollten Sie bedenken, dass die sichere Amalgam-Entfernung mit all den hier beschriebenen Schutzmaßnahmen für den Zahnarzt und sein Team extrem anstrengend ist. (Ich weiß, wovon ich schreibe: Ich habe es 16 Jahre lang bei Hunderten von Patienten gemacht.)

Die Sichtverhältnisse sind durch die Schutzmaßnahmen stark eingeschränkt. Es muss sehr sorgfältig gearbeitet werden, damit keine Amalgamreste übersehen werden. Die Verbrauchsmaterialien (goldbedampfte Atemschutzmasken, Einmal-Hartmetallfräsen, Sauerstoff usw.) sind sehr teuer.

Der Zahnarzt und seine Assistenz tragen auch ein hohes gesundheitliches Risiko, weil sie sich selbst nicht so gut gegen den Quecksilberdampf schützen können wie sie es bei ihren Patienten tun. Das alles hat seinen Preis.

„Das war ja halb so schlimm!"

Vielleicht geht es Ihnen jetzt, nachdem Sie diesen Ratgeber gelesen haben, wie vielen Patienten: Sie stellen sich die sichere Amalgam-Entfernung als eine furchtbare und langwierige Sache vor.

Ich möchte erst gar nicht versuchen, Sie mit wohlgesetzten Worten zu beruhigen. Stattdessen verrate ich Ihnen, dass meine Mitarbeiterinnen und ich uns in der Praxis immer einen Spaß daraus gemacht haben, auf die Äußerungen unserer Patienten nach der Amalgam-Entfernung zu warten. Der Inhalt war immer derselbe, die Formulierungen waren etwas verschieden:

„Das war ja halb so schlimm!"

„Ich habe mir das viel schlimmer vorgestellt."

„Ich hätte nicht gedacht, dass das so schnell geht."

Und so weiter.

Haben Sie also keine Angst vor der Behandlung und ziehen Sie es durch. Es lohnt sich!

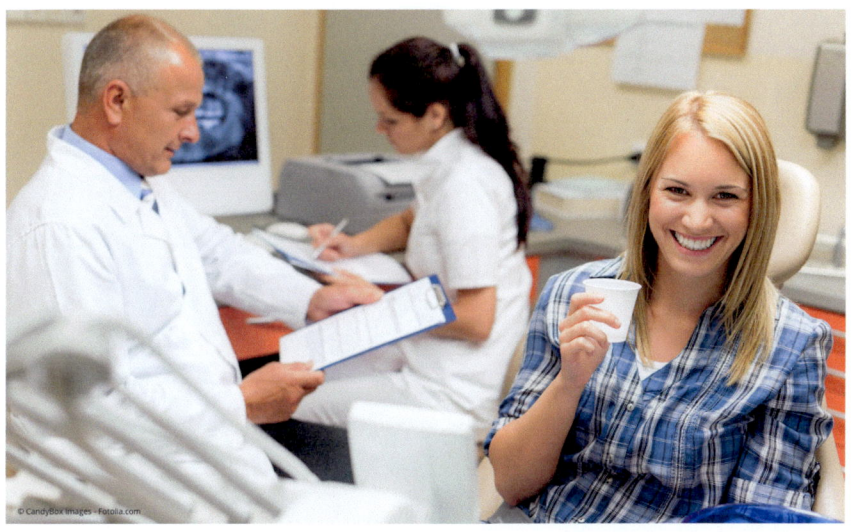

Endlich amalgamfrei!

Häufige Fragen und die Antworten darauf

Bei mir wurde vor Jahren Amalgam ohne Schutzmaßnahmen entfernt. Ist es sinnvoll, jetzt noch eine Entgiftung zu machen?

Ja! Der Körper kann Quecksilber nur in geringen Mengen selbst entgiften. Deshalb bleibt es jahrzehntelang im Organismus. Aus diesem Grund ist auch eine spätere Entgiftung sinnvoll.

Muss ich überhaupt eine Entgiftung machen lassen?

Das ist natürlich Ihre persönliche Entscheidung. Vielen Patienten geht es schon nach der Amalgam-Entfernung deutlich besser, wenn der kontinuierliche „Nachschub" an Quecksilber aus den Amalgam-Füllungen ausbleibt.

Sie sollten darauf achten, dass Sie möglichst wenig Quecksilber aus anderen Quellen (z.B. Fisch und Meeresfrüchte) zu sich nehmen. Das Ziel ist letztendlich, dass in Zukunft mehr Quecksilber aus dem Körper heraus- als hineinkommt.

Ich habe eine ausgeprägte Zahnarztangst. Kann die Amalgam-Entfernung auch in Narkose durchgeführt werden?

Prinzipiell ist das möglich. Dazu ist es allerdings nötig, dass der Zahnarzt, der die sichere Amalgam-Entfernung durchführt, mit einem Narkosearzt zusammenarbeitet. Eine sehr gute, weniger aufwendige und für den Patienten angenehmere Alternative ist die sog. Lachgas-Sedierung.

Bei dieser sind Sie während der ganzen Behandlung bei vollem Bewusstsein. Durch das Lachgas haben Sie aber viel weniger oder gar keinen Stress damit. Weitere Vorteile sind, dass die Lachgas-Sedierung viel risikoärmer als eine Narkose ist und dass Sie nach der Behandlung sofort wieder hellwach sind.

Kann die sichere Amalgam-Entfernung auch während einer Schwangerschaft oder der Stillzeit durchgeführt werden?

Ja, wenn sie wirklich mit all den hier beschriebenen Schutzmaßnahmen und absolut sorgfältig durchgeführt wird. Falls diese Antwort Sie erstaunt, weil allgemein strikt davon abgeraten wird, Amalgam während Schwangerschaft und Stillzeit entfernen zu lassen:

Bei der sicheren Amalgam-Entfernung kommt es zu keiner Quecksilber-Belastung der Schwangeren. Lässt man dagegen das Amalgam in ihrem Mund, gelangt täglich eine geringe Menge Quecksilber über die Gebärmutter in den Fötus bzw. Embryo und später über die Muttermilch in das Baby.

Um keine Missverständnisse entstehen zu lassen: Wenn Amalgam nicht unter den hier beschriebenen Schutzmaßnahmen entfernt werden kann, sollte man es auch nicht während Schwangerschaft und Stillzeit entfernen lassen. Die Quecksilbermenge, die bei der ungeschützten Entfernung innerhalb kurzer Zeit an das Kind weitergegeben würde, wäre deutlich größer als wenn man das Amalgam vorerst beließe.

Ich habe einen starken Würgereiz und fürchte, dass mir der Kofferdam und die Behandlung Schwierigkeiten machen.

Würgereiz ist tatsächlich ein Problem, das die Behandlung mit Schutzmaßnahmen unmöglich machen kann. In manchen Fällen kann eine Akupressur den Würgereiz vorübergehend ausschalten.

Ich habe wegen einer Verletzung eine sehr kleine Mundöffnung. Ist da die Behandlung mit Schutzmaßnahmen überhaupt möglich?

Vermutlich leider nicht. Diese Behandlung ist schon bei normaler Mundöffnung sehr schwierig. Wenn die Mundöffnung zu gering ist, kann sie unmöglich sein, wenn die Amalgam-Füllungen in den hinteren Backen-zähnen sind.

Kann die sichere Amalgam-Entfernung nicht auch mein Zahnarzt ma-chen?

Das hängt davon ab, ob er alle hier beschriebenen Schutzmaßnahmen anwenden kann, ob er die dafür benötigten Geräte, Materialien und die notwendige Erfahrung und Überzeugung hat. Wenn nur ein Teil der Schutzmaßnahmen angewandt wird, kann nicht garantiert werden, dass kein Quecksilber bei der Amalgam-Entfernung in den Körper gelangt. Kofferdam alleine genügt eben nicht...

Wo finde ich einen Spezialisten für die sichere Amalgam-Entfernung in meiner Nähe, der alle diese Schutzmaßnahmen anwendet?

Die Wahrscheinlichkeit ist leider sehr gering, dass Sie einen in Ihrer Nähe finden, weil es nur sehr wenig solcher Spezialisten gibt. Rechnen Sie mit einem langen Anfahrtsweg. Adressen der Spezialisten finden Sie auf meiner Website **www.sichere-amalgamentfernung.de**.

Wie lange dauert das Entfernen des Amalgams?

Die eigentliche Amalgam-Entfernung geht ziemlich schnell und der Kof-ferdam ist nur für kurze Zeit im Mund. Je nach Anzahl und Größe der zu entfernenden Füllungen sind das 10-20 Minuten. Mehr Zeit benötigen die Vorbereitung und das Füllen der Zähne.

Wie geht es nach der Amalgam-Entfernung weiter?

Trinken Sie viel Wasser, um den Stoffwechsel anzuregen und Gifte über die Nieren auszuscheiden.

Lassen Sie sich bald nach der Amalgam-Entfernung sog. Lymphdrainagen bei einem Masseur oder Physiotherapeuten geben. Auch das regt die Ausscheidung von Giften an. Manche Patienten vereinbaren die Termine „für danach" schon vor der Amalgam-Entfernung, damit sie rechtzeitig drankommen.

Lassen Sie eine professionelle Entgiftung bei einem spezialisierten Therapeuten durchführen, wenn Ihr Zahnarzt oder Therapeut das empfiehlt. Sie können eine Entgiftung sofort nach der Amalgam-Entfernung beginnen oder später durchführen lassen.

Ich wünsche Ihnen alles Gute und ein langes Leben bei bester Gesundheit. Die sichere Amalgam-Entfernung ist der erste Schritt dorthin.

Machen Sie ihn!

Ihr Dr. Hartmut Sauer

Weitere Informationen, Videos und Adressen von Spezialisten

Auf der Website **www.sichere-amalgamentfernung.de** finden Sie Videos zu Quecksilber und dessen Folgen für die Gesundheit sowie weitere Informationen rund um die Themen Amalgam und Entgiftung.

Sie finden dort außerdem Bezugsquellen, z.B. für die Haarmineral-Analyse und für Hilfen zur Schwermetall-Entgiftung.

Außerdem sind dort die Adressen von Spezialisten für die sichere Amalgam-Entfernung und die Schwermetall-Entgiftung aufgeführt.

Der Autor

Dr. Hartmut Sauer war von 1987 bis 2013 niedergelassener Zahnarzt in Sigmaringen (ca. 40 km nördlich des Bodensees).

1997 veranlassten ihn einige (zufällige?) Schlüsselerlebnisse mit Patienten, sich mit der Amalgam-Problematik zu befassen. Nach umfangreichen Recherchen in der internationalen wissenschaftlichen Literatur fand er viele schlüssige Beweise für die Schädlichkeit des Amalgams.

Er begann, die ersten Schutz-Maßnahmen bei der Amalgam-Entfernung anzuwenden und hat diese kontinuierlich weiter verbessert. In den vergangenen Jahren hat er bei Hunderten Patienten aus ganz Deutschland, Österreich, der Schweiz und anderen Ländern sichere Amalgam-Entfernungen durchgeführt.

Dr. Sauer hielt Vorträge vor Patienten und Heilpraktikern und hat mehrere Veröffentlichungen zur Amalgam-Problematik verfasst.

Heute berät er Zahnärzte bei der Anwendung der sicheren Amalgam-Entfernung und informiert Betroffene mit Veröffentlichungen und im Internet über die Gefahren von Amalgam und dessen sichere Entfernung.

ANHANG

Deutsche Krankenkassen und die Amalgam-Entfernung

Bezahlt meine AOK die Amalgam-Entfernung? Antwort: Natürlich nicht! Wenn Sie privat versichert sind, können Sie mehr Glück haben. Aber ganz grundsätzlich gilt: Schulmedizin, Politik und Krankenkassen halten Amalgam nach wie vor für weitgehend unschädlich. Deshalb sind die Krankenkassen auch nicht bereit, für dessen sichere Entfernung und verträglichen Ersatz zu bezahlen. Um es ganz klar und deutlich zu sagen:

Sie müssen eine Amalgam-Sanierung ganz oder zum größten Teil selbst bezahlen - vor allem, wenn Sie gesetzlich versichert sind. Private Krankenkassen übernehmen eher die Kosten für die Ersatzfüllungen, aber nicht für die Schutzmaßnahmen. Jetzt wird es leider etwas kompliziert:

Wenn eine Amalgam-Füllung defekt ist (ausgebrochen oder mit Randkaries), bezahlt die gesetzliche Krankenkasse den Gegenwert einer einfachen Kunststoff-Füllung (ca. 30 bis 50 Euro, je nach Größe). Wenn Sie eine bessere Füllung aus Komposit oder Keramik wollen, müssen Sie selbst zuzahlen.

Wenn Sie intakte Amalgam-Füllungen austauschen lassen, bezahlen die gesetzlichen Krankenkassen gar nichts.

Wenn Sie durch ein ärztliches Attest nachweisen können, dass Sie eine schwere Nierenerkrankung haben, oder wenn Sie durch einen Epikutan-Test (Haut-Allergie-Test) nachweisen können, dass Sie eine Allergie gegen Amalgam oder seine Bestandteile haben, dann bezahlt Ihnen die Kasse für den Austausch auch intakter Amalgam-Füllungen etwas (aber auch nicht den kompletten Preis). Sie müssen dazu dem Zahnarzt Ihren

Allergie-Pass bzw. eine Bescheinigung über Ihre Nierenerkrankung vorlegen.

Bei den Zahnzusatz-Versicherungen gibt es große Unterschiede: Manche bezahlen nur etwas, wenn vorher die gesetzliche Krankenkasse einen Teil der Behandlungskosten erstattet hat. Da das selten der Fall ist, nutzen solche Versicherungen auch wenig. Deshalb schon beim Abschluss auf solche Klauseln achten!

Manche Zusatzversicherungen bezahlen auch unabhängig von den gesetzlichen Krankenkassen einen Zuschuss zur Behandlung. Allerdings nur, wenn der Austausch der Amalgam-Füllungen „medizinisch notwendig" ist. Dabei bestehen sie nicht – wie die gesetzlichen Krankenkassen – auf einem positiven Epikutan-Test. Oft genügen glaubhaft gemachte Beschwerden oder eine gute schriftliche Begründung des Zahnarztes. Die Höhe der Erstattung hängt vom jeweiligen Tarif ab.

Auch Private Krankenkasse bezuschussen die Amalgam-Entfernung nur, wenn sie medizinisch notwendig ist. Es gilt also dasselbe wie bei den Zusatzversicherungen. Und auch hier hängt die Höhe der Erstattung vom abgeschlossenen Tarif ab.

Weder gesetzliche, noch private, noch Zusatz-Versicherungen bezahlen die Schutzmaßnahmen bei der Amalgam-Entfernung und die dazugehörigen Leistungen wie z.B. die Messung der elektrischen Ladung der Füllungen.

Wenn man es sarkastisch formulieren wollte, müsste man sagen, sie bezahlen lieber die hohen Behandlungskosten der durch Schwermetalle hervorgerufenen Erkrankungen als die vergleichsweise günstige Amalgam-Entfernung mit Schutzmaßnahmen.

Haftungsausschluss

Die Informationen in diesem Ratgeber ersetzen nicht die individuelle Beratung und Betreuung durch einen erfahrenen Zahnarzt, Arzt oder Heilpraktiker. Sie dürfen auf keinen Fall als Aufforderung oder Anleitung zur Selbstbehandlung verstanden werden.

Die in diesem Ratgeber wiedergegebenen Verfahren und Methoden werden ohne Rücksicht auf die Urheberrechtslage mitgeteilt. Sie sind für Lehrzwecke bestimmt.

Alle Informationen, technischen Angaben und Zitate in diesem Ratgeber wurden vom Autor sorgfältig zusammengestellt. Er kann jedoch weder Garantie noch juristische Verantwortung oder irgendwelche Haftung für Folgen, die auf fehlerhafte Angaben zurückgehen, übernehmen.

Der Autor weist darauf hin, dass die im Ratgeber verwendeten Produkt- und Markennamen der jeweiligen Firmen im Allgemeinen warenzeichen-, marken- oder patentrechtlichem Schutz unterliegen.

Die in diesem Ratgeber enthaltenen Texte stellen Anregungen und Beispiele dar. Dabei handelt es sich um eine Auswahl ohne Anspruch auf Vollständigkeit.

Der Autor übernimmt, obwohl ebenfalls mit Sorgfalt erstellt, weiterhin keine Haftung für die Vollständigkeit und Richtigkeit, für den Inhalt der Texte oder dafür, dass der mit dem Einsatz der Texte vom Leser bezweckte Erfolg auch tatsächlich eintritt. Die Verwendung der Inhalte erfolgt ausschließlich auf eigenes Risiko des Lesers.

Alle Rechte vorbehalten. Der Inhalt dieses Ratgebers ist urheberrechtlich geschützt und darf ohne die Zustimmung des Autors nicht vervielfältigt oder weitergegeben werden.

Notizen

Notizen